"十四五"职业教育国家规划教材

医学美容技术专业双元育人教材系列

美容应用解剖

主　审　于　江

主　编　乔　梅

副主编　谭　亮　廖黔霖

编　委（以姓氏笔画为序）

　　　　申泽宇　香港雅姬乐集团有限公司
　　　　丘灵芝　珠海市卫生学校
　　　　吕秉华　珠海市卫生学校
　　　　乔　梅　珠海市卫生学校
　　　　李细霞　肇庆医学高等专科学校
　　　　李檐杰　怒江州民族中等专业学校
　　　　廖黔霖　清远职业技术学院
　　　　谭　亮　韶关学院医学院

復旦大學出版社

内容提要

本教材是"十四五"职业教育国家规划教材，作为医学美容技术专业的一门专业基础课程，教材内容由两个模块和八个单元构成。模块一为人体结构及功能概述，对人体九大系统的组成、结构及功能进行概述，重点介绍了皮肤结构和特点。模块二为美容局部应用解剖，每个单元与典型工作任务对接，即头面部大体结构、颈肩部大体结构和胸腹部大体结构等。每个单元下又分为若干学习任务，通过各个任务的学习，使学生具备从事美容行业相关岗位工作应掌握的正常人体解剖学基础知识，能够运用所学知识指导美容美体技术操作、美容皮肤护理方案制定、美容保健咨询等典型工作任务。

本教材面向美容导师、美容顾问、高级美容师、技术主管等学徒岗位，适用于高职医学美容技术专业、中职美容美体及中医康复保健专业。本套系列教材配有相关的课件、视频等，欢迎教师完整填写学校信息来函免费获取：xdxtzfudan@163.com。

序 PREFACE

党的二十大要求统筹职业教育、高等教育、继续教育协同创新，推进职普融通、产教融合、科教融汇，优化职业教育类型定位。新修订的《中华人民共和国职业教育法》（简称"新职教法"）于2022年5月1日起施行，首次以法律形式确定了职业教育是与普通教育具有同等重要地位的教育类型。从"层次"到"类型"的重大突破，为职业教育的发展指明了道路和方向，标志着职业教育进入新的发展阶段。

近年来，我国职业教育一直致力于完善职业教育和培训体系，深化产教融合、校企合作，党中央、国务院先后出台了《国家职业教育改革实施方案》（简称"职教20条"）、《中国教育现代化2035》《关于加快推进教育现代化实施方案（2018—2022年）》等引领职业教育发展的纲领性文件，持续推进基于产教深度融合、校企合作人才培养模式下的教师、教材、教法"三教"改革，这是贯彻落实党和政府职业教育方针的重要举措，是进一步推动职业教育发展、全面提升人才培养质量的基础。

随着智能制造技术的快速发展，大数据、云计算、物联网的应用越来越广泛，原来的知识体系需要变革。如何实现职业教育教材内容和形式的创新，以适应职业教育转型升级的需要，是一个值得研究的重要问题。"职教20条"提出校企双元开发国家规划教材，倡导使用新型活页式、工作手册式教材并配套开发信息化资源。"新职教法"第三十一条规定："国家鼓励行业组织、企业等参与职业教育专业教材开发，将新技术、新工艺、新理念纳入职业学校教材，并可以通过活页式教材等多种方式进行动态更新。"

校企合作编写教材，坚持立德树人为根本任务，以校企双元育人，基于工作的学习为基本思路，培养德技双馨、知行合一，具有工匠精神的技术技能人才为目标。将课程思政的教育理念与岗位职业道德规范要求相结合，专业工作岗位（群）的岗位标准与国家职业标准相结合，发挥校企"双元"合作优势，将真实工作任务的关键技能点及工匠精神，以"工程经验""易错点"等形式在教材中再现。

校企合作开发的教材与传统教材相比，具有以下三个特征。

1. 对接标准。基于课程标准合作编写和开发符合生产实际和行业最新趋势的教材，而这些课程标准有机对接了岗位标准。岗位标准是基于专业岗位群的职业能力分析，从专业能力和职业素养两个维度，分析岗位能力应具备的知识、素质、技能、态度及方法，形成的职业能力点，从而构成专业的岗位标准。再将工作领域的岗位标准与教育标准融合，转化为教材编写使用的课程标准，教材内容结构突破了传统教材的篇章结构，突出了学生能力培养。

2. 任务驱动。教材以专业（群）主要岗位的工作过程为主线，以典型工作任务驱动知识和技能的学习，让学生在"做中学"，在"会做"的同时，用心领悟"为什么做"，应具备"哪些职业素养"，教材结构和内容符合技术技能人才培养的基本要求，也体现了基于工作的学习。

3. 多元受众。不断改革创新，促进岗位成才。教材由企业有丰富实践经验的技术专家和职业院校具备双师素质、教学经验丰富的一线专业教师共同编写。教材内容体现理论知识与实际应用相结合，衔接各专业"1+X"证书内容，引入职业资格技能等级考核标准、岗位评价标准及综合职业能力评价标准，形成立体多元的教学评价标准。既能满足学历教育需求，也能满足职业培训需求。教材可供职业院校教师教学、行业企业员工培训、岗位技能认证培训等多元使用。

校企双元育人系列教材的开发对于当前职业教育"三教"改革具有重要意义。它不仅是校企双元育人人才培养模式改革成果的重要形式之一，更是对职业教育现实需求的重要回应。作为校企双元育人探索所形成的这些教材，其开发路径与方法能为相关专业提供借鉴，起到抛砖引玉的作用。

博士，教授

2022 年 11 月

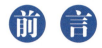

在全国现代学徒制专家指导委员会和全国卫生职业教育教学指导委员会的支持指导下,广东省卫生职业教育协会和医学美容技术专业产教研联盟牵头,联合全国50多所相关院校或企业参与,共同开发了"医学美容技术专业双元育人活页教材"。《美容应用解剖》是本套教材之一。

《美容应用解剖》作为医学美容技术专业的一门专业基础课程,以《现代学徒制专业教学标准和课程标准:医学美容技术专业》中的美容应用解剖课程标准(详见附录二)为教材开发指南,教材的内容组织打破了以往系统解剖学的知识体系架构,并融入美容师职业资格认证考核和岗位操作技能考核对正常人体解剖等相关知识的要求。教材内容由两个模块和八个单元构成。模块一为人体结构及功能概述,对人体九大系统的组成、结构及功能进行概述,重点介绍皮肤结构和特点。模块二为美容局部应用解剖,每个单元与典型工作任务对接,即头面部大体结构、颈肩部大体结构和胸腹部大体结构等。每个单元下又分为若干学习任务,通过各个任务的学习,使学生具备从事美容行业相关岗位工作应掌握的正常人体解剖学基础知识,能够运用所学知识指导美容美体技术操作、美容皮肤护理方案制订、美容保健咨询等典型工作任务。

本教材在编写过程中得到广东卫生职业教育协会和医学美容技术专业产教研联盟的大力支持,复旦大学出版社多次召开编写会议,对教材架构及内容严格把关,精益求精。同时,本教材教学示范视频由香港雅姬乐集团有限公司申泽宇老师提供,在此表示感谢。

由于编者水平有限,加上时间仓促,书中难免有疏漏和不足之处,恳请广大师生批评指正,以便今后进一步修订完善。

编 者

2019 年 3 月

目 录

模块一　人体结构及功能概述

单元一　美容应用解剖概述 ······ 1-1

　　任务一　了解美容应用解剖的学习内容 ······ 1-3
　　任务二　熟悉常用的解剖学术语 ······ 1-3
　　　　一、解剖学标准姿势 ······ 1-4
　　　　二、面 ······ 1-4
　　　　三、轴 ······ 1-4
　　　　四、方位术语 ······ 1-5

单元二　正常人体结构及功能 ······ 2-1

　　任务一　熟悉人体细胞和组织 ······ 2-3
　　　　一、细胞结构 ······ 2-3
　　　　二、基本组织 ······ 2-4
　　任务二　概述人体各系统的结构和功能 ······ 2-15
　　　　一、运动系统 ······ 2-15
　　　　二、呼吸系统 ······ 2-18
　　　　三、消化系统 ······ 2-19
　　　　四、脉管系统 ······ 2-20
　　　　五、泌尿系统 ······ 2-22
　　　　六、生殖系统 ······ 2-22
　　　　七、感觉器 ······ 2-23
　　　　八、神经系统 ······ 2-24
　　　　九、内分泌系统 ······ 2-25

任务三　概述人体结构与比例美 ………………………………………… 2-26
　　　　一、黄金分割律与人体美 ……………………………………………… 2-26
　　　　二、体型分类及体型美 ………………………………………………… 2-27

单元三　人体皮肤组成及功能 …………………………………………… 3-1

　　任务一　熟悉皮肤结构和特点 …………………………………………… 3-3
　　　　一、表皮 ………………………………………………………………… 3-4
　　　　二、真皮 ………………………………………………………………… 3-6
　　　　三、皮下组织 …………………………………………………………… 3-7
　　　　四、皮肤附属器 ………………………………………………………… 3-8
　　　　五、皮纹与皮肤张力线 ………………………………………………… 3-10
　　任务二　熟悉皮肤生理功能及再生 ……………………………………… 3-10
　　　　一、皮肤生理功能 ……………………………………………………… 3-11
　　　　二、皮肤再生 …………………………………………………………… 3-12
　　任务三　熟悉皮肤类型 …………………………………………………… 3-13
　　　　一、干性皮肤 …………………………………………………………… 3-13
　　　　二、中性皮肤 …………………………………………………………… 3-13
　　　　三、油性皮肤 …………………………………………………………… 3-13
　　　　四、混合性皮肤 ………………………………………………………… 3-13
　　任务四　认识皮肤的老化 ………………………………………………… 3-14
　　　　一、皮肤的年龄变化 …………………………………………………… 3-14
　　　　二、皮肤老化表现 ……………………………………………………… 3-15
　　　　三、影响皮肤老化的因素 ……………………………………………… 3-16
　　任务五　了解健康皮肤和异常皮肤 ……………………………………… 3-18
　　　　一、皮肤的美学标准 …………………………………………………… 3-18
　　　　二、异常皮肤 …………………………………………………………… 3-18

模块二　美容局部应用解剖

单元四　头面部大体结构 …………………………………………………… 4-1

　　任务一　了解颅脑部大体结构 …………………………………………… 4-3
　　　　一、颅脑部结构组成 …………………………………………………… 4-3
　　　　二、颅脑部分区及皮肤特点 …………………………………………… 4-5

三、颅脑部血管、淋巴和神经·················· 4-5
　　四、头型分类与美学观察······················ 4-7
任务二　熟悉面部大体结构························· 4-9
　　一、面部结构组成···························· 4-9
　　二、面部分区······························· 4-10
　　三、面部皮肤特点··························· 4-10
　　四、面部肌肉······························· 4-11
　　五、面部血管、淋巴和神经·················· 4-13
　　六、面部皱纹······························· 4-15
　　七、面型分类及容貌美······················· 4-17
任务三　熟悉面部容貌器官大体结构················ 4-19
　　一、眉····································· 4-19
　　二、眼····································· 4-21
　　三、鼻····································· 4-26
　　四、唇····································· 4-29
　　五、耳····································· 4-31
　　六、颊····································· 4-33
　　七、颏····································· 4-34

单元五　颈肩部大体结构·························· 5-1

任务一　熟悉颈肩部浅表解剖结构··················· 5-3
　　一、颈肩部境界与分区························ 5-3
　　二、颈肩部皮肤特点·························· 5-4
　　三、颈肩部骨性标志·························· 5-5
　　四、颈肩部浅肌群···························· 5-8
任务二　熟悉颈肩部脏器分布及体表投影············ 5-11
　　一、位于颈部的消化系统器官················· 5-11
　　二、位于颈部的呼吸系统器官················· 5-12
　　三、甲状腺································· 5-14
任务三　熟悉颈肩部血管、淋巴及神经分布·········· 5-14
　　一、颈肩部浅层血管························· 5-15
　　二、颈肩部浅淋巴结························· 5-15
　　三、颈肩部主要神经························· 5-16
任务四　颈肩部美学观察·························· 5-16
　　一、颈部美学······························· 5-17
　　二、肩部美学······························· 5-19

单元六　胸腹部大体结构 ·· 6-1

任务一　熟悉胸部浅表解剖结构 ··· 6-3
一、胸廓 ·· 6-3
二、胸壁软组织 ·· 6-4
三、胸部体表标志 ··· 6-4
四、胸部标志线 ·· 6-6

任务二　熟悉女性乳房结构特点 ··· 6-7
一、乳房位置 ··· 6-7
二、乳房的形态 ·· 6-7
三、乳房的分区 ·· 6-8
四、乳房的结构 ·· 6-8
五、乳房的血管及淋巴回流 ··· 6-9
六、乳房的类型 ·· 6-10
七、乳房的美学观察 ··· 6-10
八、乳房的异常 ·· 6-11

任务三　了解胸部内脏器官及体表投影 ·· 6-12
一、心 ··· 6-13
二、肺 ··· 6-14
三、气管 ·· 6-15

任务四　熟悉腹部浅表解剖结构 ··· 6-16
一、腹部及腹部分区 ··· 6-16
二、腹部皮肤特点 ··· 6-17
三、腹部体表标志 ··· 6-18

任务五　熟悉女性生殖系统器官的位置、结构和功能 ························ 6-21
一、卵巢 ·· 6-22
二、输卵管 ··· 6-24
三、子宫 ·· 6-24
四、阴道和会阴 ·· 6-27

任务六　了解腹部内脏器官及体表投影 ·· 6-29
一、胃 ··· 6-29
二、小肠 ·· 6-30
三、大肠 ·· 6-30
四、肝 ··· 6-31
五、胆囊 ·· 6-32
六、膀胱 ·· 6-32

任务七　腹部的美学观察 ··· 6-32
一、腹部分型 ··· 6-33
二、腹围 ·· 6-34

三、健美腹部 ·· 6-34

单元七　背腰部大体结构 ·· 7-1

任务一　熟悉背腰部浅表解剖结构 ·· 7-3
　　一、背腰部的境界及分区 ·· 7-4
　　二、背腰部皮肤特点 ·· 7-4
　　三、背腰部骨性标志及相关结构 ·· 7-4
　　四、背腰部肌性标志 ·· 7-8

任务二　了解背腰部内脏器官及体表投影 ·· 7-9
　　一、肾与肾区 ·· 7-9
　　二、输尿管 ·· 7-11
　　三、脾 ·· 7-11

任务三　背腰部的美学观察 ·· 7-11
　　一、影响背腰部美观的因素 ·· 7-11
　　二、背腰部形体美要点 ·· 7-13

单元八　四肢大体结构 ·· 8-1

任务一　熟悉上肢浅表解剖结构 ·· 8-1
　　一、上肢境界与分部 ·· 8-3
　　二、上肢骨及其连结 ·· 8-3
　　三、上肢肌形态结构 ·· 8-6
　　四、上肢局部结构 ·· 8-9
　　五、上肢血管、淋巴和神经 ·· 8-9

任务二　熟悉下肢浅表解剖结构 ·· 8-12
　　一、下肢境界与分区 ·· 8-13
　　二、下肢骨 ·· 8-13
　　三、下肢骨的连结 ·· 8-15
　　四、下肢肌 ·· 8-16
　　五、下肢局部结构 ·· 8-17
　　六、下肢血管、淋巴和神经 ·· 8-19

任务三　四肢的美学观察 ·· 8-24
　　一、上肢的美学观察 ·· 8-24
　　二、下肢的美学观察 ·· 8-27

参考文献 ·· 1
附录一　实训指导 ·· 2
附录二　课程标准 ·· 24

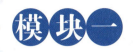

模块一

人体结构及功能概述

单元一 美容应用解剖概述

学习目标

(1) 了解美容应用解剖的学习内容。
(2) 熟悉常用解剖学术语，懂得矢状面、冠状面、水平面的特点。

任务一　了解美容应用解剖的学习内容

美容应用解剖是卫生职业院校美容美体专业及中医美容技术专业的一门基础课程，为后续专业课程的学习奠定重要的理论基础。该教材以人体系统解剖学为基础，将课程内容设置为两大模块。

模块一：人体结构及功能总述。主要是对人体的结构组成及功能进行综合讲述。从细胞和组织讲起，重点介绍人体最大的器官——皮肤，这是美容美体专业的重要知识点。然后，从系统解剖学的角度对人体九大系统进行概述。

模块二：美容局部应用解剖。按照岗位操作流程，共包括5个单元：头面部、颈肩部、胸腹部、背腰部和四肢。每一单元与工作岗位能力需求贴近，介绍人体不同部位的结构特征、器官功能、体表标志、血管及神经走向等，以及各部位美学标准。通过掌握服务对象的形体结构与生理功能，为生活美容和医学美容技术在维护、修复、改善和增进人体形态、神态之美提供所必需的解剖学依据。

任务二　熟悉常用的解剖学术语

为正确描述人体各部、各器官的形态、结构与位置关系，国际上统一规定了解剖学标准姿势，并确定了常用的面、轴和方位术语（图1-1-1）。

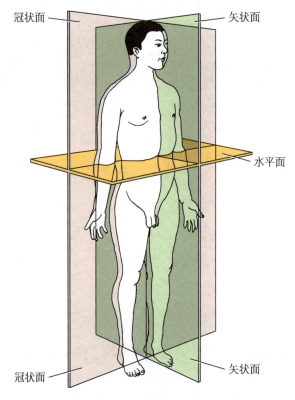

图1-1-1 解剖学标准姿势及人体的面和轴

一、解剖学标准姿势

解剖学姿势是人体直立,两眼平视前方,上肢下垂,下肢并拢,手掌和足尖朝前。描述人体的任何结构时均应以此姿势作为标准。

二、面

人体任一局部均可在标准姿势下作相互垂直的 3 个切面(图 1-1-1)。

1. **矢状面** 按前、后方向将人体分为左、右两部分的切面。
2. **冠状面** 按左、右方向将人体纵切为前、后两部分的切面。
3. **水平面** 将人体横切为上、下两部分的切面。

三、轴

按照解剖学标准姿势,具有 3 个相互垂直的轴(图 1-1-1)。

1. **垂直轴** 为上、下方向垂直于水平面,与人体长轴平行的轴。
2. **矢状轴** 为前、后方向与人体长轴相垂直的轴。
3. **冠状轴** 为左、右方向与上述两轴相垂直的轴。

四、方位术语

1. **上和下** 靠近头的为上，靠近足的为下。
2. **前和后** 靠近腹面的为前或腹侧，靠近背面的为后或背侧。
3. **内侧和外侧** 靠近正中矢状面的为内侧，反之为外侧。
4. **浅和深** 接近身体表面或器官表面者为浅，远离者为深。
5. **内和外** 凡属空腔器官，靠近腔的为内，远离腔的为外。

复习思考题

一、名词解释
解剖学标准姿势

二、选择题
1. 关于解剖学标准姿势的描述，错误的是（   ）
   A. 上肢下垂，掌心向前　　　B. 身体直立　　　C. 下肢并拢
   D. 足尖向前　　　　　　　　E. 上肢下垂，手掌向内侧
2. 从前、后方向将人体分为左、右两部分所形成的切面叫作（   ）
   A. 矢状面　　　　　　　　　B. 冠状面　　　　C. 水平面
   D. 垂直面　　　　　　　　　E. 横切面
3. 从左、右方向将人体分为前、后两部分所形成的切面叫作（   ）
   A. 矢状面　　　　　　　　　B. 冠状面　　　　C. 水平面
   D. 垂直面　　　　　　　　　E. 横切面
4. 将人体分为上、下两部分的切面叫作（   ）
   A. 矢状面　　　　　　　　　B. 冠状面　　　　C. 水平面
   D. 垂直面　　　　　　　　　E. 纵切面
5. 矢状轴（   ）
   A. 呈上、下方向　　　　　　B. 呈前、后方向　　C. 呈左、右方向
   D. 没有明确方向　　　　　　E. 以上都不正确
6. 与人体的长轴平行且与水平线垂直的线称为（   ）
   A. 矢状轴　　　　　　　　　B. 冠状轴　　　　C. 垂直轴
   D. 水平轴　　　　　　　　　E. 横轴

（乔　梅　廖黔霖）

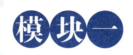

人体结构及功能概述

单元二 正常人体结构及功能

> **学习目标**
> (1) 能简单说出人体四大组织的结构特点和分布。
> (2) 知道人体九大系统以及各系统的结构和功能。
> (3) 能说出健美体型的标准，正确认识医学人体美的特点，提高审美水平，树立正确的审美观。

任务一　熟悉人体细胞和组织

一、细胞结构

细胞是人体形态、结构和功能的基本单位，是人体新陈代谢、生长发育、繁殖分化的形态学基础。细胞之间的非细胞成分为细胞间质，对细胞起着支持和营养等作用。人体细胞很小，必须借助于显微镜才能看到。细胞的形态多种多样，与其执行的生理功能和所处的环境相适应（图1-2-1）。

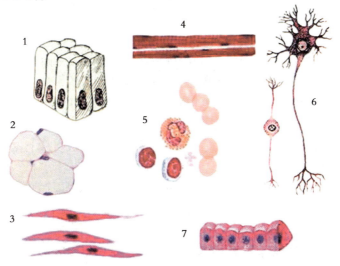

图1-2-1　细胞的形态
注：1.柱状细胞；2.脂肪细胞；3.平滑肌细胞；4.骨骼肌细胞；5.血细胞；6.神经细胞；7.立方细胞。

细胞一般由细胞膜、细胞质、细胞核3个部分构成（图1-2-2）。

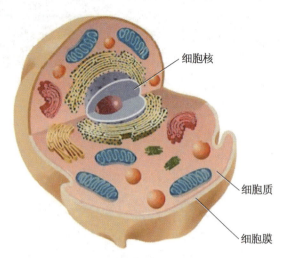

图1-2-2　电镜下细胞结构示意图

1. **细胞膜**　细胞膜又称细胞外膜，是细胞最外层的薄膜。对于维持细胞形态、保护细胞内容物、抵御外界损害、细胞内外物质交换和接收信息等具有重要作用。

2. **细胞质**　细胞质位于细胞膜和细胞核之间，由细胞器、基质和包涵物组成，是生命活动的主要场所。

3. **细胞核**　人体除成熟的红细胞无细胞核外，其他细胞均有细胞核。核的大小、形态和位置与细胞的种类及功能状态有关。由核膜、核仁、染色质和核基质等构成，是细胞遗传与代谢的调控中心。

二、基本组织

许多形态相似、功能相近的细胞与细胞间质结合在一起，构成组织。人体组织包括上皮组织、结缔组织、肌组织和神经组织。这4种组织是构成人体器官的基本成分，故又称为四大基本组织。

（一）上皮组织

上皮组织由大量排列紧密的上皮细胞和少量细胞间质组成，一面为游离面，朝向体表或管腔面；另一面为基底面，借基膜与结缔组织相连。上皮组织内一般无血管，但有丰富的神经末梢，具有保护、吸收、分泌和排泄等功能。主要分为被覆上皮和腺上皮两大类。

1. 被覆上皮（图1-2-3）

（1）单层扁平上皮：又称单层鳞状上皮，由一层扁平细胞组成。从上皮表面观察，细胞呈不规则形或多边形；细胞核呈椭圆形，位于细胞中央；细胞边缘呈锯齿状或波浪状，互相嵌合。在垂直切面上，细胞扁薄，细胞质很少，含核的部分略厚。单层扁平上皮分布于心、血管、淋巴管内腔面时称为内皮；分布于胸膜、腹膜、心包膜表面的单层扁平上皮又称为间皮。

（2）单层立方上皮：由一层近似立方形的细胞组成，细胞核呈圆形，位于细胞中央。从上皮表面观察，细胞呈六角形或多角形；在垂直切面上，细胞呈立方形。主要分布于小叶间胆管、甲状腺滤泡、肾小管等处。

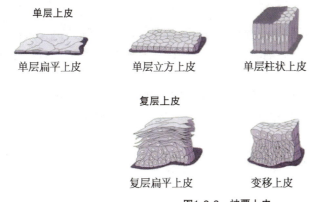

图1-2-3 被覆上皮

（3）单层柱状上皮：由一层棱柱状细胞组成。从表面观察，细胞呈六角形或多角形；在垂直切面上，细胞为柱状。细胞核呈长椭圆形，靠近细胞基底部。主要分布于胃肠道、胆囊、子宫腔面等处。

（4）假复层纤毛柱状上皮：由柱状、梭形、锥形和杯状细胞组成，其中以柱状细胞最多，其游离面有大量纤毛。这些细胞高矮不一，细胞核的位置不在同一水平上，但基底部均附着于基膜，因此在垂直切面上观察貌似复层，实为单层。主要分布于呼吸道腔面。

（5）复层扁平上皮：又称复层鳞状上皮，由多层细胞组成。在垂直切面上，细胞形状不一，紧靠基膜的一层基底细胞为矮柱状或立方形，具有耐摩擦和阻止异物侵入等作用，受损伤后有很强的再生修复能力。主要分布于口腔、食管、阴道、肛门及皮肤表面易受摩擦及损伤的部位。

（6）变移上皮：由多层细胞构成。变移上皮的特点是细胞形状和层数可随所在器官的收缩与扩张而发生变化。主要分布于膀胱和输尿管等器官内腔面。

2. 腺上皮和腺　腺上皮是由腺细胞组成并主要行使分泌功能的上皮。腺是以腺上皮为主要成分构成的器官。腺细胞的分泌物中含酶、糖蛋白和激素等。有些腺的分泌物经导管排至体表或器官腔内，称为外分泌腺，由分泌部（又称腺泡）和导管两部分组成，如汗腺、皮脂腺、唾液腺等。有的腺没有导管，分泌物（主要是激素）直接排入血管或淋巴管内，称为内分泌腺，如甲状腺、肾上腺等（图1-2-4）。

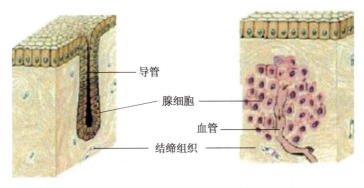

图1-2-4　外分泌腺、内分泌腺

(二)结缔组织

结缔组织是由细胞和大量细胞外基质组成。广义的结缔组织包括固有结缔组织、软骨、骨和血液。通常所说的结缔组织一般是指固有结缔组织,包括疏松结缔组织、致密结缔组织、脂肪组织和网状组织。

1. **疏松结缔组织** 又称蜂窝组织,其特点是细胞种类较多,纤维数量少,且排列稀疏(图1-2-5),广泛分布于器官之间和组织之间,具有连接、支持、保护、营养、防御和修复等功能。

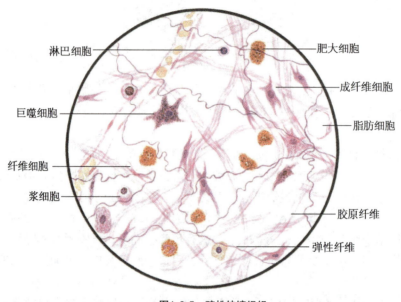

图1-2-5 疏松结缔组织

(1)细胞:疏松结缔组织的细胞多种多样,分别具有不同的功能,主要有以下5种(图1-2-6)。

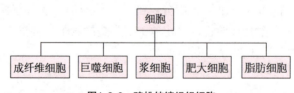

图1-2-6 疏松结缔组织细胞

1)成纤维细胞:疏松结缔组织的主要细胞,可产生纤维和基质,故名成纤维细胞。细胞呈星状多突形,细胞核大,椭圆形,染色浅。

2)巨噬细胞:巨噬细胞形态多样,但一般为圆形或椭圆形;功能活跃时,可伸出伪足而呈多突形。细胞核较小,呈圆形或椭圆形,染色较深。巨噬细胞具有变形运动和吞噬能力。

3)浆细胞:由B细胞转换而来,细胞呈圆形或椭圆形;细胞核圆形,核内染色质由核中心呈辐射状排列似车轮状。浆细胞产生免疫球蛋白或抗体,参与机体的体液免疫。

4)肥大细胞:细胞较大,呈圆形或椭圆形,细胞核圆形。细胞质内充满粗大的嗜碱性颗粒,颗粒内含有肝素、组胺、慢反应物质等,主要参与机体的过敏反应。

5）脂肪细胞：细胞较大，呈圆形或卵圆形，核在周缘。脂肪细胞有贮存脂肪和参与脂质代谢的功能。

（2）纤维：是细胞间质中的有形成分，分布于基质中。根据纤维的形态、结构和化学特性分为胶原纤维、弹性纤维和网状纤维。

1）胶原纤维：数量最多，新鲜时呈白色，有光泽，又名白纤维。苏木精-伊红染色呈粉红色。纤维粗细不等，呈波浪形。胶原纤维的韧性较大，抗拉力强。

2）弹性纤维：新鲜状态下呈黄色，又名黄纤维。弹性纤维较细，断端常卷曲。它富于弹性，与胶原纤维混合交织在一起，使疏松结缔组织兼有弹性和韧性，有利于所在器官和组织保持形态和位置的相对恒定，又具有一定的可变性。伴随年龄的增长，弹性可逐渐减弱，乃至消失。如强烈的日光可使皮肤的弹性纤维断裂，皮肤失去弹性，由此产生皱纹。

3）网状纤维：分支多并交织成网，用浸银法可将网状纤维染为黑色，故又称为嗜银纤维，主要分布在结缔组织与其他组织交界处。

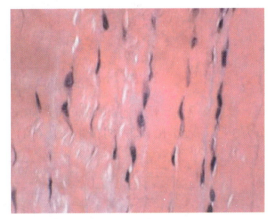

图1-2-7　致密结缔组织

（3）基质：基质有一定黏性，含有由血管渗出的液体，称为组织液。组织液是细胞赖以生存的内环境，细胞与组织液进行物质交换。组织液不断更新，当组织液的产生和回流失去平衡时，基质中的组织液含量可增多或减少，导致组织水肿或脱水。

2. **致密结缔组织**　以胶原纤维为主要成分，细胞和基质较少，纤维粗大，排列致密，以支持和连接为其主要功能（图1-2-7）。

3. **脂肪组织**　由大量脂肪细胞聚集构成，被疏松结缔组织分隔为许多脂肪小叶，主要分布在皮下、网膜和系膜等处，是体内最大的贮能库，具有维持体温、缓冲、保护和填充等作用（图1-2-8）。

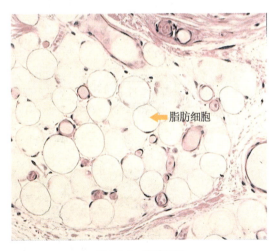

图1-2-8　脂肪组织

4. **网状组织**　由网状细胞、网状纤维和基质构成。网状组织不单独存在，参与构成造血组织和淋巴组织，为血细胞发生和淋巴细胞发育提供适宜的微环境（图1-2-9）。

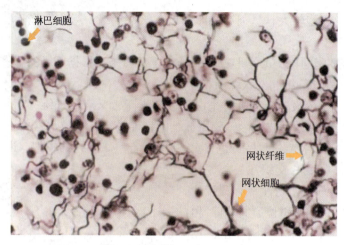

图1-2-9 网状组织（淋巴结）

5. 软骨 是由软骨细胞和细胞间质共同构成。根据细胞间质中所含纤维成分的不同，软骨可分为3种（图1-2-10），即透明软骨（图1-2-11）、弹性软骨（图1-2-12）和纤维软骨（图1-2-13）。

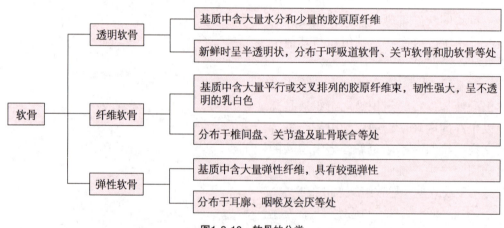

图1-2-10 软骨的分类

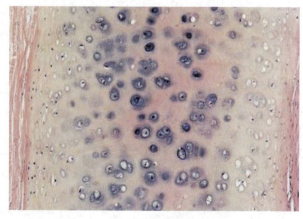

图1-2-11 透明软骨

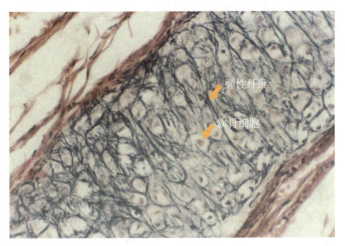

图1-2-12 弹性软骨

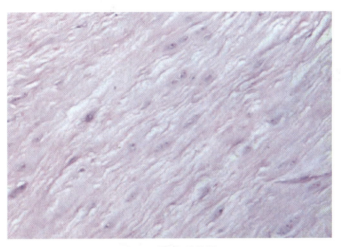

图1-2-13 纤维软骨

6. **骨** 骨组织是坚硬的结缔组织,由细胞和钙化的细胞间质(骨质)组成,构成全身各骨的主要部分。骨在体内作为全身的支架,有些部位还具有保护内部器官的作用。骨的成分是有机成分和无机成分的有机结合,使骨既有弹性又很坚硬。骨的化学成分因不同年龄而变化。成年骨组织中有机成分和无机成分的最合适比例为3∶7,使骨的硬度、弹性和坚韧性达到最好,具有最大的抗压能力;幼年骨组织中有机质较多,弹性大而硬度小,外伤时不易发生骨折或折而不断;老年骨组织中无机质相对较多,脆性大,易发生粉碎性骨折。

骨是由骨质、骨膜和骨髓构成(图1-2-14)。

(1)骨质:是骨的主要成分,包括骨密质和骨松质(图1-2-15)。骨密质结构致密、坚硬,抗压性强,分布于骨的表层。骨松质结构疏松,似海绵状,分布于骨的内部;由大量细小片状或针状的骨小梁连接而成,骨小梁之间有间隙,内填骨髓。

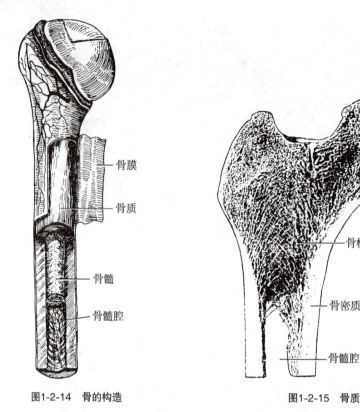

图1-2-14 骨的构造　　　　图1-2-15 骨质

（2）骨膜：为覆盖在骨内外表面（除关节面外）的一层结缔组织，含丰富的血管和神经。骨膜的主要功能是营养骨组织，并为骨的生长和修复提供成骨细胞和破骨细胞。骨膜中的成骨细胞具有成骨和成软骨的双重潜能，临床上利用骨膜移植治疗骨折、骨和软骨的缺损。

（3）骨髓：充填在长骨的骨髓腔及所有骨松质的孔隙内，分为红骨髓和黄骨髓两种。红骨髓呈红色，由含有大量的网状组织和处于不同发育阶段的血细胞构成。红骨髓具有造血功能，能产生红细胞和大部分白细胞。胎儿及婴幼儿时期的骨髓都是红骨髓。6岁以后，长骨骨髓腔的红骨髓逐渐被脂肪组织代替，变为黄骨髓，暂时失去造血功能。当机体大量失血时，黄骨髓可转化为红骨髓，恢复造血功能。髂骨、胸骨和椎骨等处的骨髓终身为红骨髓，临床上可以在这些部位抽取红骨髓进行检查，帮助诊断血液疾病。

7. **血液** 是一种流动于心血管内的特殊结缔组织，由血细胞和血浆组成。健康成人约有5L，占体重的7%。从血管中抽取少量血液，加入适量抗凝剂，静置或离心沉淀后血液可分出3层：上层为淡黄色的血浆，下层为红细胞，中间的薄层为白细胞和血小板（图1-2-16）。

（1）血浆：相当于细胞间质，约占血液容积的55%，其中90%是水，其余为血浆蛋白，包括白蛋白、球蛋白、纤维蛋白原及其他可溶性物质。在体外，血液凝固后所析出的淡黄色清亮液体，称为血清。

（2）血细胞：约占血液容积的45%，包括红细胞、白细胞和血小板。在正常生理情况下，血细胞有一定的形态、结构，并有相对稳定的数量。

1）红细胞：成熟的红细胞呈双凹圆盘状，无细胞核和细胞器。其细胞质内充满血红蛋白，它使红细胞呈红色，有运输氧气和二氧化碳的功能。正常成年人血液中血红蛋白的含量女性为110~140 g/L，男性为120~150 g/L。红细胞的细胞膜上有一种糖蛋白，即血型抗原A和（或）血型抗原B，构成人类的ABO血型抗原系统，在临床输血中具有重要意义。红细胞的平均寿命约120天。

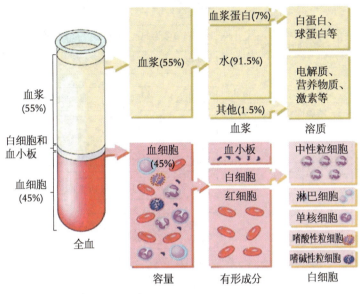

图1-2-16　血液的组成

知识链接

贫　血

贫血是指人体外周血红细胞容量减少，低于正常范围下限的一种常见的临床症状。由于红细胞容量测定较复杂，临床上常以血红蛋白（Hb）浓度来代替。我国血液病专家认为在我国海平面地区，成年男性Hb<120 g/L，成年女性（非妊娠）Hb<110 g/L，孕妇Hb<100 g/L可称为贫血。

常见的症状有头晕、乏力、困倦；而最常见、最突出的体征是面色苍白。症状的轻重取决于贫血的速度、贫血的程度和机体的代偿能力。

2）白细胞：为无色、有核的球形细胞，正常人血液中含量较少。根据白细胞细胞质内有无特殊颗粒，分为粒细胞和无粒细胞。粒细胞根据其特殊颗粒的染色性，分为中性粒细胞、嗜酸性粒细胞和嗜碱性粒细胞。无粒细胞分为单核细胞和淋巴细胞（图1-2-17）。

3）血小板：是从骨髓中巨核细胞脱落下来的胞质小块，故无细胞核，并非严格意义上的细胞。血小板参与止血和凝血过程。当血管受损害或破裂时，血小板迅速黏附、聚集于破损处，形成血栓，堵塞破口，甚至小血管管腔。血小板数量显著减少或功能障碍时，可导致皮肤或黏膜出血。

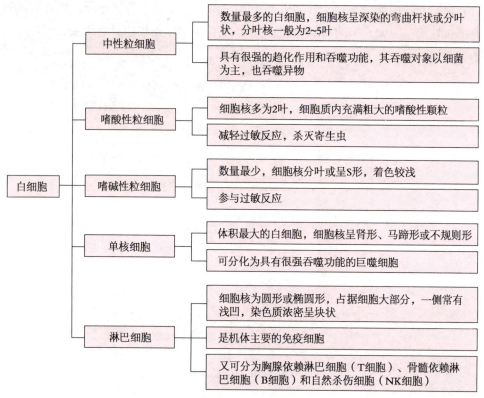

图1-2-17 白细胞的分类

（三）肌组织

肌组织主要由肌细胞构成，肌细胞间有少量结缔组织、血管、淋巴管和神经。肌细胞呈细长纤维状，又称肌纤维，其细胞膜称为肌膜，细胞质称为肌浆。肌浆中含有大量肌丝，肌丝是肌纤维收缩和舒张的物质基础。

肌组织可分为骨骼肌、心肌和平滑肌（图1-2-18），前两种属横纹肌。骨骼肌受躯体神经支配，为随意肌；心肌和平滑肌受自主神经支配，为不随意肌。

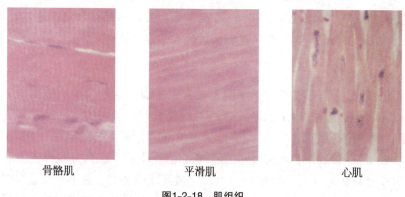

图1-2-18 肌组织

1. 骨骼肌 骨骼肌借肌腱附着于骨骼上，肌纤维有明显的明暗相间横纹，收缩迅速有力，易疲乏，收缩活动受意识支配。骨骼肌纤维呈细长圆柱形，细胞核呈椭圆形，数量较多，可达几十甚至上百个,位于肌膜下方。

2. **心肌** 分布于心脏及其相连的大血管根部,属不随意肌,其收缩有自动节律性,缓慢而持久。心肌纤维呈不规则的短圆柱状,有分支,互相连接成网。心肌纤维的连接处染色较深,称为闰盘。多数心肌纤维有1个细胞核,少数有双核。细胞核呈卵圆形,位于细胞的中央。心肌纤维也有横纹,但不如骨骼肌明显。

3. **平滑肌** 广泛分布于有腔器官的内壁和许多内脏器官。平滑肌的收缩较为缓慢而持久。平滑肌纤维呈长梭形,无横纹,细胞核居中,呈长杆状或长椭圆形,细胞质为嗜酸性。

(四)神经组织

神经组织由神经元和神经胶质细胞组成。神经元即神经细胞,是神经系统的结构和功能单位,具有感受刺激、传导冲动和整合信息的能力。神经胶质细胞数量较多,形态多样,无传导冲动的能力,对神经元起到支持、营养、保护、绝缘、修复和形成髓鞘等功能(图1-2-19)。

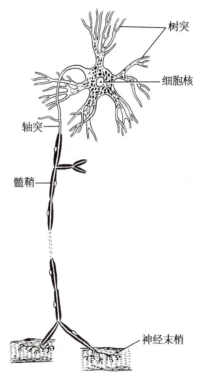

图1-2-19 神经元结构模式图

1. **神经元**

(1)神经元的基本形态、结构:神经元是高度分化细胞,其形态多样,大小不一,但都可分为胞体和突起两部分,胞体与突起的结构特点见图1-2-20。

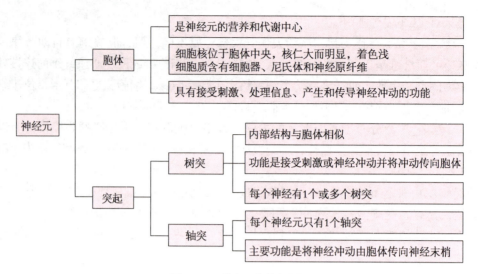

图1-2-20 神经元的基本结构

（2）神经元的分类：神经元按突起数量分为多极神经元、双极神经元、假单极神经元（图1-2-21）；按功能分为感觉神经元、运动神经元、中间神经元（图1-2-22）。

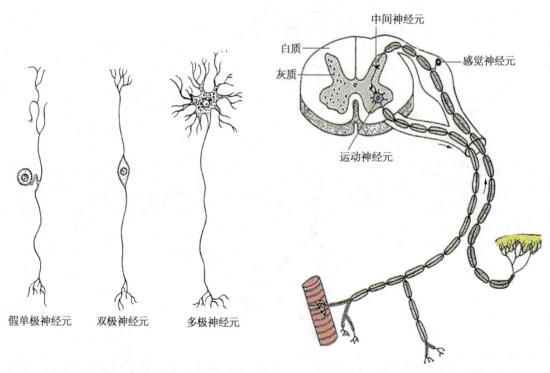

图1-2-21 神经元按突起数量分类　　　　　图1-2-22 神经元按功能分类

2. 神经胶质细胞　广泛分布于中枢和周围神经系统，数量多，形态多样，也有突起，但无轴突和树突之分，也没有传导神经冲动的功能，对神经元起到支持、营养、保护、绝缘、修复和形成髓鞘等功能。

任务二　概述人体各系统的结构和功能

人体结构和功能最基本的单位是细胞。形态相似、功能相近的细胞被细胞间质结合在一起，形成组织。几种不同的组织构成具有一定形态并完成一定生理功能的结构称为器官。许多器官一起，共同完成一系列相似的生理功能称为系统，人体有运动、消化、呼吸、泌尿、生殖、脉管、感觉器、内分泌、神经九大系统。从外观上来看，人体形态、结构按照部位可以划分为头部（面、颅）、颈部（后面为项）、躯干部（胸部、腹部、背部、腰部、盆和会阴部）和四肢（上肢、下肢）4个部分（图1-2-23）。

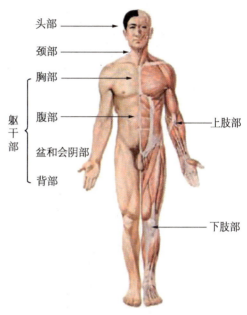

图1-2-23　人体形态分部

一、运动系统

运动系统约占成人体重的60%，由骨、骨骼肌和骨连结组成，对人体起着运动、支持、连接和保护等作用。人体某些部位的骨或骨骼肌，常在体表形成较明显的隆起或凹陷，并能在体表看到或摸到，分别称为骨性标志或肌性标志。临床美容常利用这些标志作为推拿按摩、针灸穿刺、注射等的定位标志。学习时应结合活体，认真进行触摸和辨认。

（一）骨

成人骨共有206块，按其所在部位可分为颅骨、躯干骨和四肢骨（图1-2-24）。按其形态可分为长骨、短骨、扁骨和不规则骨。

1. 长骨　长管状，分为一体两端。体（又称为骨干）为中间稍细部分，内部空腔称为骨髓腔；两端略膨大。如肱骨、股骨、指骨。

2. 短骨　一般细小，似立方形，如腕骨、跗骨。

3. 扁骨　扁平似板状，如颅盖各骨、胸骨、髋骨。

4. 不规则骨　外形不规则，如椎骨、颞骨。

（二）骨骼肌

骨骼肌是运动系统的动力部分，全身约有600多块，每一块肌都是一个器官，执行一定的功能。当肌的血液供应障碍，可引起肌萎缩，甚至坏死；若支配肌的神经受损，可引起肌萎缩、无力，甚至瘫痪（图1-2-25）。

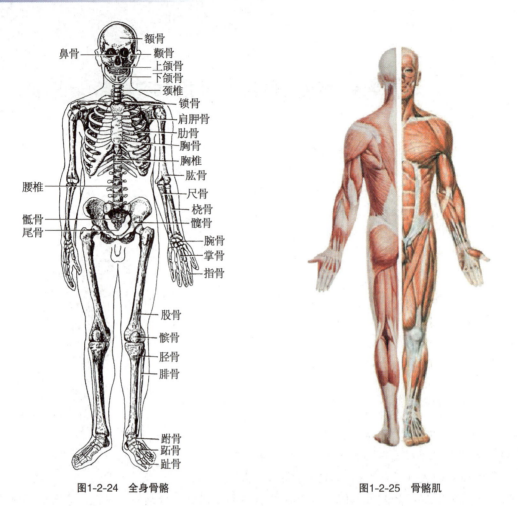

图1-2-24 全身骨骼　　　　　　　　图1-2-25 骨骼肌

1. 肌的形态　肌的形态多样，按其外形可分为长肌、短肌、扁肌和轮匝肌。长肌呈长梭形或带状；短肌较短小；扁肌扁薄而宽阔；轮匝肌呈环形(图1-2-26)。

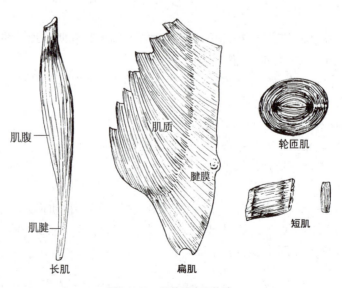

图1-2-26 肌的形态和构造

2. 肌的构造 肌由肌腹和肌腱两部分构成（图1-2-26）。长肌的肌腹多呈梭形，肌腱多呈圆索状。扁肌的肌腱多薄而宽阔，又称腱膜。肌腹主要由大量肌束构成，具收缩的功能。肌腱由致密结缔组织构成，坚韧，无收缩功能。

（三）骨连结

骨与骨之间相互连结的结构称为骨连结。根据骨连结的连结方式不同，分为直接连结和间接连结。

1. 直接连结 骨与骨借致密结缔组织、软骨或骨直接连结形成。这类连结骨面之间没有腔隙，不活动或仅有少许活动。如颅骨之间的缝、椎骨之间的椎间盘等。

2. 间接连结 又称关节或滑膜关节。这类连结相对骨面之间有腔隙，活动性较大，如四肢等处的关节都属此类。关节的基本构造包括关节面、关节囊和关节腔（图1-2-27）。

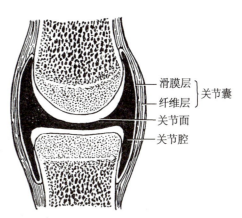

图1-2-27 关节的构造

（1）关节面：是相关关节骨之间的邻接面，表面覆有关节软骨。关节软骨由一薄层透明软骨构成，游离面光滑，富有弹性，有减少摩擦和缓冲关节面外力冲击的作用。

（2）关节囊：是由滑膜和纤维结缔组织构成的膜性囊。纤维层为关节囊外层，滑膜层附于关节面的周缘及其附近的骨面，能分泌滑液，有润滑关节和营养关节软骨的作用。

（3）关节腔：是关节囊滑膜与关节软骨共同围成的潜在而密闭的腔隙，内含少量滑液。关节腔内为负压，有助于关节的稳固性。

知识链接

运动与健康

随着越来越多的人加入跑步、健走等运动健身行列，因过度运动导致膝盖、关节受伤的也不在少数，各地马拉松赛事屡屡爆出受伤甚至猝死的事件。专家指出，运动成瘾也是一种病，而过度运动不仅可能伤害健康，还会招惹上许多疾病。持续过量的运动，会引起关节炎、足底筋膜炎、跟腱炎等，容易出现心律失常、心脏疾病、脑卒中（中风）等问题，甚至导致猝死。有研究表明，过度健身会使许多女性出现生育问题；许多长跑者会在运动后感觉不适，跑马拉松者的心血管病发病危险会显著提高。马拉松属于极限运动，并不适合所有人，也不适宜作为日常锻炼方式。长跑需要循序渐进，最科学的运动是根据自己的实际情况自己找"度"。

关节除上述基本构造外，某些关节还有韧带、关节盘或半月板等辅助结构。

二、呼吸系统

呼吸系统是由呼吸道和肺组成。呼吸系统的功能主要是与外界进行气体交换，即吸入氧气，呼出二氧化碳（图1-2-28）。

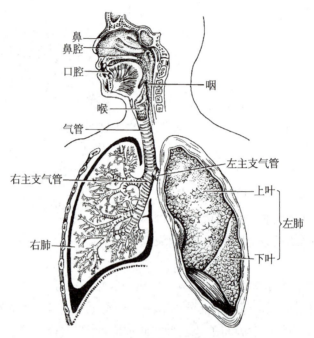

图1-2-28　呼吸系统模式图

1. **呼吸道**　呼吸道是气体进出肺的通道，包括鼻、咽、喉、气管和各级支气管。临床上将鼻、咽、喉称为上呼吸道，气管和各级支气管称为下呼吸道。

2. **肺**　肺位于胸腔内，左、右各一。左肺因心的位置偏向左侧而狭长，右肺因受肝的影响而宽短。肺是气体交换的场所。

知识链接

肺与美容

中医，中华民族最为耀眼的瑰宝，中医理论博大精深，在中医美容学中提到：肺主皮毛，肺开窍于鼻，肺色白。若肺气不能输精于皮毛，则会出现面部皮肤枯槁、面容憔悴、面部皱纹增多、面部多汗等症。肺与青、黄、赤、白、黑5色相合，肺色白。凡面部色白无华者，病在肺。

三、消化系统

> **案例导入**
>
> 小丽最近皮肤发黄,面色晦暗。手掌出现斑状发红,以掌心两侧的大、小鱼际肌及指末端最明显。胸部皮肤上有一个红点,周围布满血丝,看上去像一只蜘蛛。诊断为:肝硬化。请问:
> (1) 消化系统疾病会影响皮肤吗?
> (2) 肝病在皮肤上有哪些表现?

消化系统由消化道和消化腺两部分组成(图1-2-29)。消化系统的主要功能是消化食物、吸收营养物质和排出食物残渣。

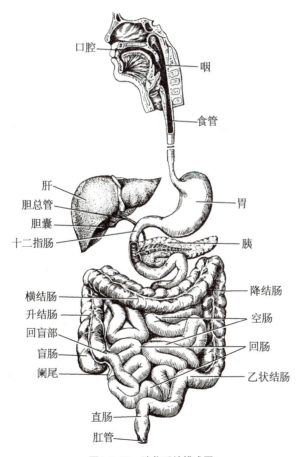

图1-2-29 消化系统模式图

1. 消化道 消化道包括口腔、咽、食管、胃、小肠(十二指肠、空肠、回肠)和大肠(盲肠、阑尾、结肠、直肠、肛管)。临床上通常将口腔至十二指肠的消化管称为上消化道,空肠以下的部分称为下消化道。消化道的主要作用如下。

（1）口腔：通过咀嚼磨碎食物。

（2）咽：吞咽食物。

（3）食管：运输食物。

（4）胃：容纳、储存和进一步磨碎食物。

（5）小肠：是消化吸收营养的主要场所。

（6）大肠：吸收水分、电解质和某些维生素，形成和暂时储存粪便。

2. 消化腺　消化腺包括唾液腺、肝、胰及消化管壁内的小腺体，开口于消化道，其分泌物进入消化道内。

（1）唾液腺：包括舌下腺、下颌下腺、腮腺。分泌唾液，有湿润和溶解食物、初步消化糖类和清洁保护口腔的功能。

（2）肝：是人体最大的腺体，有分泌胆汁、参与代谢、存储糖原、解毒、防御等功能。

（3）胰：是第二大腺体，有内、外分泌部。外分泌部分泌的胰液是最重要的消化液；内分泌部分泌的激素参与三大营养物质的代谢。

> **知识链接**
>
> **消化与美容**
>
> 消化系统的主要功能是摄取、转运、消化食物和吸收营养、排泄废物。其中肠道是非常重要的排泄器官，肠道的状态在某种程度上决定了人的容颜和美丽。当肠道不健康时则容易导致毒素积聚，引起皮肤产生过多黑色素、痤疮、暗疮、湿疹、雀斑、皮癣、色斑、黯沉等，因此肠道健康才是美容的第一步。

四、脉管系统

脉管系统是封闭的管道系统，包括心血管系统和淋巴系统。脉管系统的主要功能是物质运输，即将消化系统吸收的营养物质和肺摄取的氧运送至全身器官的组织和细胞，同时将组织和细胞的代谢产物如二氧化碳及尿素等运送至肺、肾和皮肤等排出体外，保证机体新陈代谢的不断进行。脉管系统还兼具内分泌、免疫防御功能。

1. 心血管系统　由心脏、动脉、毛细血管和静脉组成，血液从心室射出，经动脉、毛细血管和静脉返回心房，血液就在这个封闭的管道中循环流动（图1-2-30）。

（1）心是中空的肌性器官，是连接动、静脉的枢纽，是心血管系统的"动力泵"。它在神经和体液的调节下，自主地有节律地收缩和舒张，推动血液在心血管系统内不停地循环流动。

（2）动脉是运输血液离心的管道。动脉在行程中不断分支，分为大、中、小动脉，最后移行为毛细血管。动脉的管壁较厚，管腔呈圆形，并随心的舒缩而搏动。动脉血压大于毛细血管血压大于静脉血压。

（3）毛细血管是连于小动脉和小静脉之间的微细血管，除了软骨、眼的角膜和晶状体、毛发、牙釉质和被覆上皮外，毛细血管遍布全身各部。毛细血管数量多，管壁薄，主要为一层内皮细胞，通透性较大，血液在毛细血管内流动缓慢，是血液和组织、细胞之间进行物质交换的场所。

（4）静脉是运输血液回心的管道。小静脉由毛细血管汇合而成，在向心回流过程中，逐渐汇合成中静脉、大静脉，最后注入心房。静脉管壁较薄，弹性较小，管腔大，管内血流的速度慢，因此，静脉的数量较动脉多，以保证回心血量，表浅的静脉又称皮下静脉，临床常进行静脉注射、输液、输血、取血和插入导管等。静脉通常有半月形的静脉瓣，可防止血液逆流。

2. **淋巴系统**　包括淋巴管道、淋巴器官和淋巴组织（图1-2-31）。淋巴管道可视为静脉的辅助管道。淋巴器官包括淋巴结、扁桃体、脾和胸腺。淋巴系统具有免疫功能，又称免疫器官。淋巴结常聚集成群，引流一定部位或器官的淋巴。因此，局部发生病变时，细菌、毒素等可经过淋巴管流向相应部位的淋巴结，引起淋巴结肿大。全身主要的淋巴结群有颈部、上肢、胸部、腹部、盆部、下肢的淋巴结群。

淋巴结是淋巴液在淋巴管内向心流动过程中的必经器官，是大小不一的卵圆形小体，质软、灰红色，一侧隆凸，另一侧凹陷，有淋巴结门、输入淋巴管、输出淋巴管等结构。淋巴结的主要功能是产生淋巴细胞，清除细菌和异物，并参与机体的免疫过程。

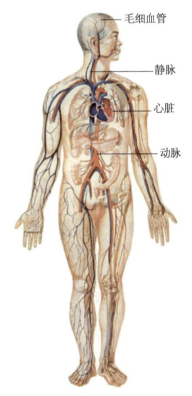

图1-2-30　心血管系统模式图

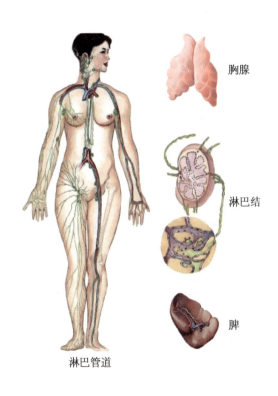

图1-2-31　淋巴系统模式图

> **知识链接**
>
> **血液循环与美容**
>
> 血液为肌肤输送营养，一旦血液循环不畅，肌肤无法得到补给，让人困惑的肌肤问题就出现了。脸部血液循环不良的特征：①肤色暗沉，没有光泽；②黑眼圈明显；③倦怠感明显。

五、泌尿系统

泌尿系统由肾、输尿管、膀胱、尿道组成（图1-2-32）。人体新陈代谢的产物如尿素、尿酸、多余的无机盐和水等，通过血液循环运输至肾，由肾形成尿液，然后经输尿管输送至膀胱贮存，最后经尿道排出体外。同时，肾还参与调节机体的体液、电解质和酸碱平衡，对保持人体内环境的相对稳定起着重要作用。若肾功能障碍，将会导致体内代谢产物蓄积，引起机体内环境平衡紊乱，严重时会出现尿毒症，危及生命。

> **知识链接**
>
> **肾与美容**
>
> 中医美容理论：肾主藏精，开窍于耳和二阴，其华在发。肾阳不足者面色黑；肾阴虚水液不足者，面部皮肤干裂、粗糙。肺与青、黄、赤、白、黑五色相合，肾色黑。凡面部色黑者，病在肾。

六、生殖系统

男性、女性生殖系统按其器官所在部位的不同可分为内生殖器、外生殖器。生殖系统的主要功能是产生生殖细胞，繁衍后代；分泌性激素，促进生殖系统的发育，维持两性功能和第二性征。

1. 男性生殖系统 男性内生殖器包括生殖腺（睾丸）、输精管道（附睾、输精管、射精管和尿道）和附属腺（精囊腺、前列腺、尿道球腺）。外生殖器包括阴囊和阴茎（图1-2-32）。睾丸产生生殖细胞（精子），分泌雄激素。

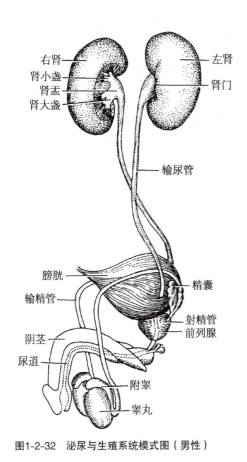

图1-2-32　泌尿与生殖系统模式图（男性）

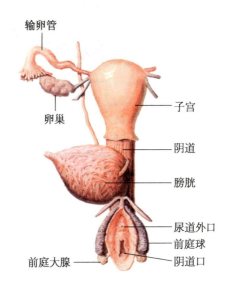

图1-2-33　女性生殖系统模式图

2.女性生殖系统　女性内生殖器由生殖腺（卵巢）、生殖管道（输卵管、子宫、阴道）和附属腺（前庭大腺）组成；外生殖器即女阴（图1-2-33）。卵巢产生卵子并分泌雌激素和孕激素，子宫是产生月经和孕育胎儿的场所。

七、感觉器

感觉器是感受器及其辅助装置的总称。感受器能够特异地接受某种刺激，通过换能作用，把刺激能量转变为神经冲动，经感觉神经传至大脑皮质的相应中枢，产生各种感觉。一般感受器结构较简单，主要由感觉神经末梢构成，产生如皮肤、骨、关节、肌肉、内脏等处的压觉、触觉、痛觉、温度觉、本体觉等。有些感受器结构复杂，具有特殊的感觉细胞，如眼、耳、鼻等器官产生的视觉、听觉、位置觉、嗅觉等的感受器。

1.视器　视器即眼，能感受光线的刺激，产生视觉（图1-2-34）。

2.前庭蜗器　前庭蜗器即耳，可感受震动的刺激，产生听觉；感受加速、减速及旋转变速运动的变化，产生位置觉（图1-2-35）。

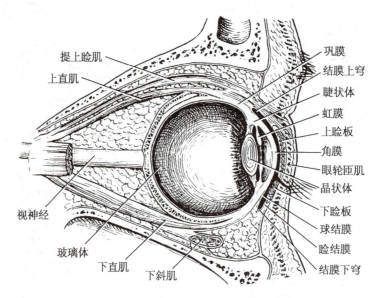

图1-2-34　眼结构模式图（矢状切面）

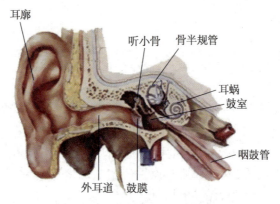

图1-2-35　前庭蜗器（耳）模式图

八、神经系统

神经系统由脑、脊髓以及与之相连并遍布全身的周围神经组成，是人体结构和功能最复杂的系统，由数以亿万计的神经元相互联系，在人体各系统中处于主导地位（图1-2-36）。

神经系统功能：调节和控制其他系统的活动，保证机体内部活动的统一与协调，使人体成为一个有机整体；维持机体与外环境之间的相对平衡和稳定。如当人们从事体力劳动时，骨骼肌收缩，心跳加速，呼吸加快，而胃肠运动减弱，这些活动都是在神经系统的支配下有条不紊地进行。

1. 脑　脑位于颅腔内，分为端脑、小脑、间脑、脑干。脑的功能不仅与各种感觉和运动行为相关，而且体现在复杂的高级神经活动如情感、语言、学习、记忆、思考和音乐等诸多思维和意识行为方面。

2. 脊髓 脊髓位于椎管内,上端通过枕骨大孔与脑干延髓相连,下端成人平第一腰椎椎体下缘。有传导和反射功能,是脑和躯干、四肢的联系通路和低级中枢。

3. 周围神经 周围神经按成分分为运动神经、感觉神经;按与中枢神经系统的联系分为脑神经、脊神经和内脏神经。支配全身的感觉和运动。

九、内分泌系统

内分泌系统由内分泌腺和内分泌组织等构成(图1-2-37)。内分泌腺细胞合成与分泌的高效能生物活性物质称为激素。激素直接透入血液或淋巴,随血液循环运送至全身各处,作用于特定器官和组织并产生效应。内分泌腺和内分泌组织有垂体、甲状腺、甲状旁腺、肾上腺、性腺、松果体、胸腺及胰腺内的胰岛等。

内分泌系统与神经系统的联系非常紧密,两者相互配合,共同调节机体各种功能活动,维持内环境相对稳定。内分泌系统的主要功能是调节新陈代谢、促进发育与生长、控制生殖过程、维持机体内环境的稳态等。

1. 垂体 位于颅中窝蝶骨体上的垂体窝内,分为腺垂体和神经垂体。可分泌生长素、泌乳素、促黑激素、促甲状腺激素、促肾上腺皮质激素、卵泡刺激素、黄体生成素、血管升压素和催产素等。

(1)生长素:促进生长发育、调节代谢。

(2)泌乳素:促进乳房发育,引起和维持分娩后泌乳的功能。

(3)促黑激素:刺激黑色素细胞合成黑色素,使皮肤和毛发颜色变深。

(4)促甲状腺激素:促进甲状腺激素的合成与释放。

(5)促肾上腺皮质激素:促进肾上腺皮质激素的合成与释放。

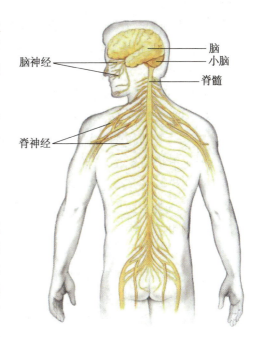

图1-2-36 神经系统模式图

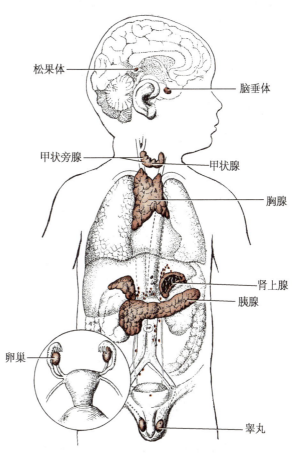

图1-2-37 人体内分泌腺模式图

（6）卵泡刺激素：促进卵泡的生长发育。在男性称为精子生成素，促进精子的生成。

（7）黄体生成素：促进排卵和黄体生成，促雌激素分泌。在男性称为间质细胞刺激素，刺激分泌雄激素。

（8）血管升压素：又称抗利尿激素。生理状态时使尿量减少；大量失血时使血压升高。

（9）催产素：分娩时增强子宫收缩，促进分娩，哺乳时促进排乳。

2. **甲状腺**　位于喉和气管上段的外侧面，上段达甲状软骨中部，下端可达第6气管软骨环。分泌甲状腺激素，有促进代谢、骨骼、中枢神经系统发育，提高中枢神经系统、心血管系统、消化系统兴奋性的功能。

甲状腺功能亢进时产热量增加，基础代谢率增高，患者喜凉、怕热、多汗。甲状腺功能低下时则相反。

3. **肾上腺**　肾上腺位于双肾的上方，分为皮质和髓质。皮质分泌多种激素如盐皮质激素、糖皮质激素和少量性激素，调节水盐代谢、三大营养物质代谢、应激反应、抗炎、免疫抑制等；髓质分泌肾上腺素和去甲肾上腺素，有强心、升压、促进糖类代谢等功能。

4. **胰岛**　为分布于胰腺的内分泌细胞团，能分泌胰岛素、胰高血糖素。胰岛素对促进三大营养物质合成代谢、调节血糖浓度起主要作用。胰岛素缺乏时，血糖浓度升高；若超过肾糖阈，糖将随尿排出，引起糖尿病。胰高血糖素促进分解，使血糖升高，这些作用与胰岛素的作用相拮抗。

5. **松果体**　松果体又称松果腺，为一椭圆形小体，位于背侧丘脑后上部。松果体分泌的褪黑素参与调节机体的昼夜生物节律、睡眠、情绪和抑制性成熟等生理作用。

> **知识链接**
>
> **面部色素沉着从调节内分泌开始**
>
> 　　色斑的形成与内分泌紊乱有很大关系，多见于30岁以上的女性。市面上有许多针对色斑的产品，基本上见效快，但失效也快，有的甚至根本起不到作用。内分泌系统与人的体内代谢、色素调节等关系紧密，因此如果内分泌问题没有得到很好纠正，哪怕是用激光疗法，色斑还是容易反复出现。

任务三　概述人体结构与比例美

一、黄金分割律与人体美

黄金分割律是把一条线段或一个整体分割为大小不等的两部分，其中较大部分与全部之比等于较小部分与较大部分之比，比值为 0.618。这是一个充满无穷魔力的数字，几乎成为一切领域的最佳比例，包括人体美。近年来，不少学者在研究黄金分割律与人体美的关系时发现，健美人体的容貌和形体结构中有许多与黄金分割律关系密切的点、三角形及矩形，显示了黄金分割律在人体美容与整形实践中的重要应用价值。

1. 人体的黄金分割点

肚脐：头顶 - 足底分割点。

咽喉：头顶 - 肚脐分割点。

乳头：乳头垂直线上锁骨 - 腹股沟分割点。

肘关节：肩峰 - 中指中点分割点。

膝关节：肚脐 - 足底分割点。

眉峰点：眉毛长度分割点。

眉间点：发际 - 颏底间距上 1/3 与中下 2/3 分割点。

鼻下点：发际 - 颏底间距下 1/3 与上中 2/3 分割点。

颏唇沟：鼻底 - 颏底间距下 1/3 与上中 2/3 分割点。

左口角点：口裂水平线左 1/3 与右 2/3 分割点。

右口角点：口裂水平线右 1/3 与左 2/3 分割点。

2. 黄金矩形

躯体轮廓：肩宽与臀宽的平均数为宽，肩峰至臀底的高度为长。

面部轮廓：眼水平线的面宽为宽，发际至颏底间距为长。

鼻部轮廓：鼻翼为宽，鼻根至鼻底间距为长。

唇部轮廓：静止状态时上、下唇峰间距为宽，口角间距为长。

手部轮廓：手的横径为宽，五指并拢时取平均数为长。

牙轮廓 [上颌切牙、侧切牙、尖牙（左、右各 3 个）]：最大的近远中径为宽，齿龈径为长。

3. 黄金三角　外鼻正面观、外鼻侧面观、鼻根点与两侧口角点，以及两肩端点与头顶点都是黄金三角。

> **知识链接**
>
> **达·芬奇的人体比例学说**
>
> 意大利画家达·芬奇采用自然科学知识、解剖学和数学统计，提出了人体美的比例标准：头长为身高的 1/8，肩宽为身高的 1/4，双臂伸的长度等于身长，两腋宽度与臂相等，乳房与肩胛骨下端位于同一水平线；脸宽等于大腿厚度，跪下时高度减少 1/4，卧倒时为 19。达·芬奇的这些观点今天仍然十分有价值，可以作为衡量形体美的一般比例标准。

二、体型分类及体型美

体型是指身体的外形特征和体格类型。骨骼与肌肉的发育、发达程度,以及脂肪的多少是构成体型的基础。人体结构虽然基本相同,由于遗传、环境、社会、营养、职业、年龄和体育锻炼等各种因素的影响,每个人的身体大小、高矮等可能有差别。因此,每个人都可以通过改变影响体型的因素,能动地、有意识地塑造自己的体形。

1. 体型的分类 体型的分类方法有很多,按照人体脂肪多少和肌肉发达程度分为以下几种类型(图1-2-38):

(1)瘦弱型:瘦弱,体重轻,皮下脂肪少(脂肪量男<25%,女<22%)。

(2)均称型:介于瘦弱和肥胖型之间。

(3)健壮型:健壮,稍高于平均体重,皮下脂肪丰满,肌肉发达。

(4)肥胖型:胖,脂肪增多(脂肪量男>25%,女>30%)。

(5)特胖型:特胖,腹部前突,腿间缝消失,脂肪量>50%。

2. 体型健美的标准 当代医学美学认为,任何人体美的标准都必须遵循对称、均衡、和谐、完整以及黄金分割律等人体形式美的基本规律。一个人在健康状态下,只有同时具有容貌体形美和气质美才能算是真正的美。

健美体型的基本标准:①骨骼发育正常,关节不显粗大;②肌肉发达匀称,皮下脂肪适量;③五官端正,与头部配合协调;④双肩对称,男宽女圆;⑤脊柱下视垂直,侧视弯曲正常;⑥胸廓隆起,背面略呈"V"字形;⑦女性乳房丰满而不下垂,侧高有明显曲线,下腰紧圆,腹部扁平,臀部圆润,下肢修长;⑧男性腹肌垒块隆现,臀部圆而有力,大腿线条柔和,小腿腓侧稍突出。

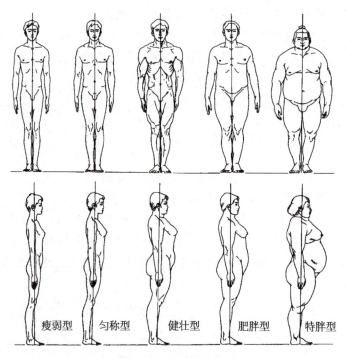

图1-2-38 体型的分类

复习思考题

一、名词解释

1. 组织   2. 器官   3. 黄金分割律

二、填空题

1. 被覆上皮可分为_____、_____、_____、_____、_____、_____。
2. 关节的基本构成有_____、_____、_____。
3. 骨由_____、_____、_____构成。
4. 按照人体脂肪多少和肌肉发达程度,体型可分为_____、_____、_____、_____、_____ 5种类型。
5. 神经元按突起数量分为_____、_____、_____ 3种类型;按功能分为_____、_____、_____ 3种类型。

三、选择题

1. 组织是由下列哪一项组成(　　)
   A. 细胞和无定形基质　　B. 细胞和细胞间质　　C. 细胞和组织液
   D. 基质和纤维　　E. 基质、纤维和组织液
2. 人体中最耐摩擦的上皮是(　　)
   A. 假复层纤毛柱状上皮　　B. 变移上皮　　C. 单层立方上皮
   D. 单层柱状上皮　　E. 复层扁平上皮
3. 产生抗体的细胞是(　　)
   A. 中性粒细胞　　B. 浆细胞　　C. 巨噬细胞
   D. B细胞　　E. 肥大细胞
4. 关于上皮组织功能的描述,下列哪一项是错误的(　　)
   A. 保护　　B. 吸收　　C. 营养
   D. 分泌　　E. 排泄
5. 红细胞的功能是(　　)
   A. 运输氧气　　B. 运输氧气和二氧化碳　　C. 运输养料
   D. 运输养料和部分废物　　E. 以上都不对
6. 神经元都有(　　)
   A. 一条树突和一条轴突　　B. 多条树突和一条轴突
   C. 多条树突和多条轴突　　D. 一条或多条树突和一条轴突
   E. 一条树突和多条轴突
7. 下列哪一项不属于人体基本组织(　　)
   A. 上皮组织　　B. 结缔组织　　C. 肌组织
   D. 神经组织　　E. 脂肪组织

四、简答题

1. 构成面部框架上、中、下部的有哪些基础骨骼？
2. 体型按照人体脂肪蓄积量和肌肉发达程度分为哪几型？如何分型？
3. 健美体型的基本标准有哪些？
4. 简述血细胞的组成和功能。
5. 人体的九大系统分别是什么？有什么功能？

（廖黔霖）

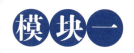

人体结构及功能概述

单元三 人体皮肤组成及功能

学习目标

(1) 能说出皮肤各层的结构特点及主要功能，以及各层结构与美容的关系。
(2) 能正确判断正常皮肤的类型，了解异常皮肤的特点，学会对问题皮肤的初步预防和皮肤的日常护理方法。
(3) 知道皮肤老化的表现及原因，正确认识衰老，注重内在美。

皮肤的结构及生理功能是了解皮肤问题的基础，因此解决皮肤问题，应从认识它的结构和功能开始。

任务一　熟悉皮肤结构和特点

案例导入

小丽的皮肤很干燥，经常有皮屑，尤其是春天、秋天或换季的时候更明显，所以她经常做角质层去除，这样皮肤看起来会好一些。请问：
(1) 皮肤的层次结构是什么？每层结构与美容有什么关系？
(2) 经常去角质好不好？

皮肤是人体最大的器官，覆盖于人体的表面，并在口、鼻、肛门、尿道口及阴道口等处与体内黏膜相移行。成人皮肤的总面积为 1.5~2.0 m²，总重量约占体重的 16%。皮肤的厚度为 0.5~4.0 mm，并且随年龄、季节、性别、部位的不同而异，常与外界接触和易受摩擦，以及负重部位的皮肤较厚，感觉敏锐或不易受到摩擦部位的皮肤较薄。面部、颈部、耳廓、乳房、四肢屈侧是全身皮肤较薄的区域，其中眼睑部更薄，近乎透明，平均厚度为 0.5 mm；背部、臀部皮肤较厚，约 2.23 mm；手掌和足底的皮肤最厚，为 1~4 mm。

皮肤由浅层的表皮和深层的真皮构成，并借皮下组织与深部组织相连。皮肤还含有附属器以及血管、淋巴管、神经和肌肉等（图1-3-1、图1-3-2）。

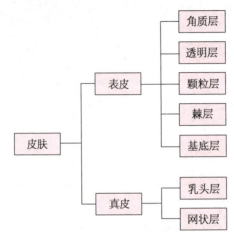

图1-3-1　皮肤结构组成

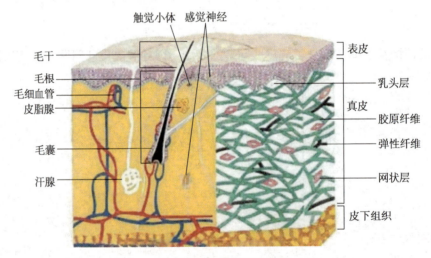

图1-3-2　皮肤结构模式图

一、表皮

由角化的复层扁平上皮细胞构成。人体各部位的表皮薄厚不一，手掌和足跟部最厚，其他部位较薄。表皮不含血管、淋巴管，但有许多细小神经末梢。表皮对机体起保护及屏障作用，所需营养物质靠真皮渗透而来。表皮由浅至深可分为5层，即角质层、透明层、颗粒层、棘层和基底层（图1-3-3、图1-3-4）。

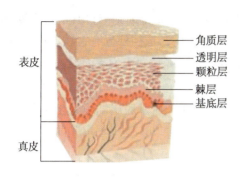

图1-3-3 表皮结构模式图

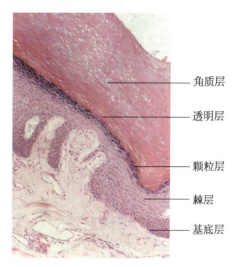

图1-3-4 显微镜下的表皮结构

1. 角质层 由数层或数十层死亡的角质细胞构成。在薄皮肤，如头皮和腹壁皮肤，只有数层细胞；但在厚皮肤，如手掌、足底等经常受摩擦部位的皮肤，可达数十层。细胞核和细胞器完全退化、消失。细胞质中充满密集的角蛋白丝，与均质状物质（主要成分是富含组氨酸的蛋白质）结合为角质。角质是角质细胞中的主要成分。角质层可防止体内水分蒸发，对酸、碱、摩擦等有较强的抵抗力，具有保护作用。角质层表层细胞到一定时间会自行脱落，形成皮屑，同时有新的细胞补充。

知识链接

角质层与美容

正常情况下，角质层具有吸水、保湿作用和屏障功能。角质层的水分含量为10%~20%时，皮肤水嫩光滑；当水分含量低于10%时，皮肤干燥、脱屑或易起皱。角质层过厚，会使皮肤粗糙、发黄、晦暗，缺少光泽，甚至影响皮肤正常的生理功能。角质层越厚，皮肤吸收能力越差。角质层过薄，皮肤易干燥脱屑，易出现发红、敏感现象。

知识链接

去角质（去死皮）

基底层产生的新细胞从基底层至角质层需要14天左右，并在角质层停留14天左右然后脱落，所以建议28天左右去一次角质。应根据自身皮肤特征和状态选择去角质。如果皮肤角质层太薄，不建议去角质。

2. 透明层　位于颗粒层浅面，由2~3层扁平细胞构成，有控制水分、防止水分流失及电解质通过的屏障作用，主要存在于无毛的厚表皮内，如手掌和足底的表皮等。

3. 颗粒层　位于棘细胞层浅面，由3~5层扁梭形细胞构成，细胞中含有富含组氨酸的蛋白质颗粒，可以将蛋白质释放到细胞间形成多层膜状结构，抵挡外界有害物质侵入皮肤；同时有折光作用，减少紫外线射入体内，使肌肤免受伤害。颗粒层成为表面渗透屏障的重要组成部分。

4. 棘层　位于基底层浅面，由4~10层多边形细胞构成，由基底层细胞分化而来。细胞向四周伸出许多细短的棘状突起，称为棘细胞。棘细胞的主要功能是增强皮肤的黏合力，以适应皮肤的延展性。

在棘层内散在着朗格汉斯细胞（又称表皮星状细胞），该细胞是机体第一道防线，可识别、结合、吞噬和处理入侵皮肤的抗原，在接触性过敏、皮肤移植免疫等方面起重要作用。

5. 基底层　位于表皮的最深部，借基膜与真皮的乳头层相接，由基底细胞和黑色素细胞构成。基底层为表皮各层细胞的再生层，细胞比较幼稚，具有较强的分裂增殖能力，新生的细胞不断向浅层推移，分化为其余各层细胞并逐渐角质化，不断脱落，同时对受损的表皮细胞起到修复作用。基底层是表皮细胞的生命之源，故基底层又称生发层。

在基底层细胞之间散在着一些体积较大的黑色素细胞，这类细胞表面有许多突起伸入基底层和棘层细胞之间。黑色素细胞的细胞质内充满黑色素颗粒。黑色素颗粒的多少是决定皮肤颜色的主要因素。黑色素可以吸收阳光中的紫外线，防止紫外线过多渗入体内造成伤害，黑色素细胞越活跃，皮肤越容易长斑、暗黄。白化病患者黑色素细胞内缺乏黑色素颗粒而使皮肤呈白色。

二、真皮

真皮位于表皮的深面，与皮下组织相连，由致密结缔组织构成。真皮的厚度也因部位而异，一般为1~2 mm；眼睑处最薄，约0.6 mm；手掌和足底最厚，可达3 mm或更厚。真皮由大量的纤维结缔组织、细胞和间质构成，并含有丰富的感觉神经末梢、血管、淋巴管、肌肉及皮肤附属器。由于细胞间质中主要成分为有保水作用的透明质酸，所以真皮层含水量高，占全部皮肤组织的60%。若低于60%时，皮肤会出现干燥、起皱等失水状态。真皮分为浅部的乳头层和深部的网状层（图1-3-2）。

1. 乳头层　紧贴表皮的基底层，并向表皮突起形成真皮乳头。乳头的形成增加了表皮与真皮的接触面，有利于两者的连接。乳头内有丰富的毛细血管，可供给表皮营养物质和运出代谢产物，并含有游离神经末梢和触觉小体。

2. 网状层　位于乳头层的深面，较厚，由大量的粗大胶原纤维纵横交织成网状，弹性纤维穿行其中，使皮肤具有较强的韧性和弹性。

知识链接

透明质酸（玻尿酸）

透明质酸又叫玻尿酸，广泛分布于人体各部位。在皮肤组织细胞与胶原纤维的空隙中也含有大量的透明质酸，它对皮肤的新陈代谢具有重要作用。皮肤中透明质酸含量的减少及破坏，可造成皮肤失水、起皱而失去弹性，变得衰老。因而，透明质酸又被称为抗衰老因子。将其用于化妆品中，可保持皮肤滋润光滑，细腻柔嫩，富有弹性；具有防皱、抗皱、美容保健和恢复皮肤生理功能的作用；具有极好的保湿作用，是理想的天然保湿因子。透明质酸可以外用护肤、外用注射美容、口服3种方式进行补充。

知识链接

胶原纤维与弹性纤维

胶原纤维是真皮结缔组织中最为丰富的成分，主要化学成分是胶原蛋白。在真皮中部和下部，胶原束的方向几乎与皮面平行，并互相交织在一起，在一个水平面上向各种方向延伸。胶原纤维是目前认为与皮肤老化关系最为密切的真皮有形成分。

弹性纤维的化学成分主要是弹性蛋白。在真皮部，其排列方向和胶原纤维相同，可以缠绕在胶原纤维束之间，与表皮平行。弹性纤维对牵拉有更大的耐受力，主要与皮肤弹性关系密切。

胶原纤维和弹性纤维交织在一起组成了既有韧性、又有弹性，既能使器官与组织抵抗外来牵引力，又能保持形态和位置相对固定的疏松结缔组织。

三、皮下组织

皮下组织位于真皮的深面，又称浅筋膜，由疏松结缔组织组成，其中有汗腺、毛囊、血管、淋巴管、神经及大量的脂肪细胞。皮下组织的厚度因性别、营养状况及身体部位不同而异。女性下腹部、臀部和大腿上部的皮下脂肪最为丰富，是第二性征的表现。

知识链接

皮内注射与皮下注射

在临床护理工作中，皮内注射是将药物注入皮肤的真皮层内，常用于过敏反应的测试。皮下组织由疏松结缔组织和脂肪组织组成，皮下注射是将药物注入皮下组织层，常用于预防接种。

四、皮肤附属器

皮肤的附属器由表皮细胞演化而来，包括毛、皮脂腺、汗腺和指（趾）甲（图1-3-5）。

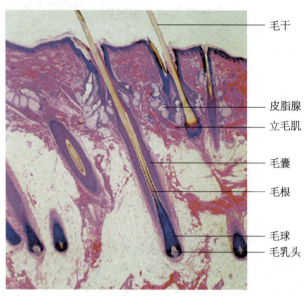

图1-3-5　显微镜下皮肤附属器

1. 毛　人体表面除手掌、足底、红唇、阴茎头、阴蒂、阴唇等处无毛外，其余体表部位均有毛。面部、躯干等处的毛，色素少，纤细而柔软，又称毫毛（汗毛）。

每根毛分为毛干、毛根、毛囊和毛球4个部分。毛干是露出皮肤以外的部分；毛根是埋入皮肤以内的部分；毛囊是毛根周围的上皮组织和结缔组织形成的鞘状结构；毛球是毛根和毛囊的末端膨大。毛球的上皮细胞是一群增殖和分化能力很强的细胞，为毛生长的原基。上皮细胞之间含黑色素细胞。在毛的生长过程中，黑色素细胞产生的黑色素不断注入毛根和毛干从而使毛呈黑色。随着年龄的增长，黑色素减少，毛发逐渐变白。毛球底部凹陷，有血管和神经伸入其中，称为毛乳头，给毛的生长提供营养。如毛乳头被破坏或退化，毛即停止生长并逐渐脱落。毛囊的倾斜面附有一束斜行的平滑肌，称为立毛肌。收缩时可使毛竖立，皮肤呈现"鸡皮疙瘩"样外观。

> **知识链接**
>
> ### 头发移植（植发）
>
> 人体的头发也像人体的其他组织一样是可以移植的。一般情况下，取头部后枕部位头发作为发源，将健康头发的毛囊及周围部分组织一并完整切取，分离成单株或多株毛囊单位。然后，通过精细的显微外科技术，把毛囊单位移植到经过一定准备且具备接受该头发条件的脱发位置，让其在新的部位存活并自然生长，这一过程称为头发移植（植发）。

2. 皮脂腺　位于真皮内，由分泌部和导管部组成。除了手掌、足底，全身皮肤中都有皮脂腺，尤以头部、面部、胸部及背部较多。皮脂腺可分泌皮脂，对皮肤和毛发有润滑、保湿、防水和抑制细菌的作用，使皮肤表面滋润柔软，防止干裂。大多数皮脂腺的导管开口于毛囊上部，腺体则位于立毛肌和毛囊之间，当立毛肌收缩时，可促使皮脂腺排出皮脂。在乳晕、红唇及小阴唇区的皮脂腺直接开口于皮肤。

皮脂分泌过多，容易堵塞毛孔，产生黑头、暗疮；皮脂分泌过少，皮肤则干燥。皮脂腺的分泌活性受性激素的调节，在青春期分泌活性最旺盛，女性绝经后皮脂腺开始萎缩，男性则可维持至70岁左右。由皮脂腺分泌的皮脂、汗腺分泌的汗液及角质细胞分泌的脂质在皮肤表面乳化形成的一层透明薄膜，称为皮脂膜。皮脂膜具有屏障作用，能有效锁住水分，润泽皮肤。在自然情况下，皮脂膜的pH值维持在5~6，呈弱酸性，以保持皮肤的健康。

知识链接

影响皮脂腺分泌的因素

影响皮脂腺分泌的主要因素包括性别、年龄、内分泌因素、皮肤的湿度、饮食营养等。

（1）性别、年龄：青春期之前皮脂腺的分泌功能较低，自青春期开始，分泌量逐渐增加，16~20岁达到高峰。女性在40岁左右、男性在50岁后皮脂腺分泌开始减少。

（2）内分泌因素：人体雄激素和肾上腺皮质激素可使皮脂腺分泌功能增强，所以，男性皮肤比女性皮肤偏油性，表皮层较厚实。

（3）皮肤的湿度：当皮肤长期干燥时，皮脂腺的分泌功能会过度活跃，出现异常出油现象。

（4）饮食因素：经常吃油腻、辛辣及高糖、高热量的食物可促使皮脂腺分泌量增加。

（5）季节变化：冬季皮脂代谢率下降，会使皮脂分泌减少；夏季天气热时皮肤表面汗液量增加，皮脂更容易在面部分布，因此皮肤会显得更油腻。

3. 汗腺　由分泌部和导管部构成。分泌部位于真皮网织层内，盘曲成团；导管部经真皮到达表皮，开口于皮肤表面。汗腺可以分泌汗液，汗液中含有钙、钠、氯、尿素及乳酸等代谢产物，对维持体内水盐代谢和酸碱平衡起重要作用。根据汗腺大小、所在部位和结构的不同，汗腺可分为小汗腺和大汗腺。

（1）小汗腺：即一般所说的汗腺，遍布全身，以手掌、足跖、腋窝、腹股沟等处较多。

（2）大汗腺：主要位于腋窝、乳晕、脐窝、肛周，以及男女生殖器等部位。青春期后，由于受性激素的刺激而分泌旺盛，其分泌物较黏稠，被细菌分解后产生特殊臭味，如腋臭（狐臭）。

汗液过多，会冲掉皮肤表面过多的皮脂，正常的弱酸性皮肤变为弱碱性，降低皮肤的抵抗力，杀菌力也下降，有人因此会产生皮肤病，如汗斑、毛囊炎、湿疹、疖子、痱子等。

4. 指（趾）甲　是指（趾）背皮肤的衍生物，由真皮增厚而形成，为指（趾）背末端高度角化坚硬的皮肤附属结构（详见模块二单元五四肢大体结构相关内容）。

五、皮纹与皮肤张力线

皮纹是指皮肤表面很多自然的细小隆起和凹陷所形成的纹理，其中隆起称为皮嵴，凹陷称为皮沟。皮纹主要由皮肤的弹性纤维束和胶原纤维束在真皮内按一定方向排列牵引而形成，故又称为张力线。除张力线以外，皮纹还会因皮肤自然屈伸或表情肌反复地习惯性收缩所造成的皱纹。1878年，维也纳解剖学家Krllanger绘制了第一张人体皮肤张力线图，后人称之为Langer皮纹（图1-3-6、图1-3-7）。

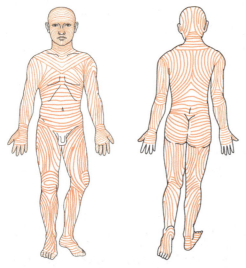

图1-3-6　皮肤张力线（Langer皮纹）

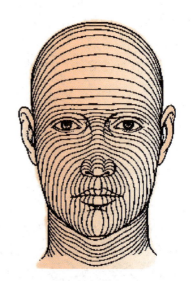

图1-3-7　面部皮肤张力线（Langer皮纹）

（引用：王向义．美容局部解剖学．第2版．北京：人民卫生出版社，2010）

Langer皮纹显示皮肤内部弹性纤维束和胶原纤维束的走向，有一定的规律性，并与皮肤表面的自然纹理相一致。皮纹排列特点为：眼部皮纹环绕眼裂；额部皮纹呈横向平行排列；鼻部皮纹呈纵向平行排列，并从眉间向下延伸；颊部皮纹由上内斜向下外方；上、下唇的皮纹为上、下纵向排列。若手术切口顺着皮纹方向进行，则切开的创口裂开小，愈合后瘢痕不明显，反之则瘢痕明显。由此可见，Langer皮纹对美容手术的切口方向具有重要的指导意义。

皮纹随年龄的增长而不断变化，尤其表现为深度的增加。不同部位其明显程度不一样，以面部、手掌、阴囊、颈部及关节活动处皮肤的皮沟或皱襞最深。在指（趾）纹、掌（足）纹和唇纹，其纹理由遗传基因决定，并有个体差异性。

任务二　熟悉皮肤生理功能及再生

皮肤借皮下组织与深部组织相连，具有保护、感觉、调节体温、吸收、分泌及排泄代谢废物的功能。皮肤具有一定的移动性和延展性，这给美容外科手术提供了形态基础，如面部除皱术、瘢痕切除后的修补术、皮肤移植术等。皮肤的移动性与皮下组织固定的程度密切相关，固定程度大，移动范围小，反之就大。皮肤的移动或延展过大，则容易引起皮肤的变形（如妊娠纹）。

一、皮肤生理功能

皮肤主要有保护、感觉、分泌、排泄、吸收、调节体温、代谢等功能，其功能的正常发挥对身体健康非常重要，机体的异常情况也可表现在皮肤上。

1. **保护功能**　角质层细胞对酸、碱、摩擦等多种刺激都有较强的抵抗作用，并能阻止体外物质入侵机体和防止体内组织液丢失，是人体表浅层的一道重要天然屏障。正常表皮呈酸性，可抑制细菌生长。真皮由于富有弹性和韧性，具有抗压和缓冲外力的作用。黑色素可吸收和散射紫外线，使深部组织免受辐射损伤。

2. **感觉功能**　皮肤内含有多种感受器，可以感受痛觉、触觉、压觉、温度觉等，并将这种感觉传递给中枢神经系统。若因外伤使感觉神经末梢受损，则皮肤感觉减退或消失。

3. **分泌和排泄功能**　皮肤通过汗腺分泌汗液，排出水、无机盐、尿素等代谢产物；通过皮脂腺可分泌皮脂，形成乳化膜，对皮肤有良好的润滑和屏障作用。

4. **吸收功能**　皮肤可以选择性地吸收某些物质。皮肤的吸收途径：①经毛孔、皮脂腺孔和汗孔进入，此为皮肤吸收的重要途径（图1-3-8），可以通过一些渗透性低的大分子物质。②经角质细胞间隙进入，除水与小分子物质外，经此途径进入者较少。③直接穿过角质细胞膜进入。物质一旦通过角质层后，所遇阻力就减小，从而可以进入真皮乳头的血管和淋巴管。

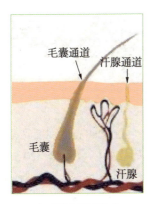
经毛囊和汗腺吸收

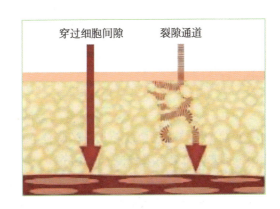
经角质层吸收

图1-3-8　皮肤的吸收途径

水溶性物质不易被皮肤吸收，脂溶性物质（如维生素、酚类化合物、重金属盐、无机酸、激素等）易被皮肤吸收。因此，在美容皮肤治疗雀斑、黄褐斑时，使用酚类化合物（如植物精油）要特别注意其浓度、用量和涂药范围。临床上利用皮肤的吸收功能，可行皮肤表面用药（如涂药、敷药和贴药），以及皮内注射或皮下注射给药。另外，角质层薄、皮肤浸渍、皮温增高均能提高皮肤的通透性。需要注意的是，由于婴儿皮肤角质层薄，故吸收能力强，在使用外用药时应特别注意用量。

5. 调节体温的功能　体温的调节主要通过汗腺分泌汗液带走热量。其次，皮内血管的舒缩，使皮肤表面通过辐射散热调节体温。

6. 代谢功能　皮肤作为人体的一部分，参与人体的糖、蛋白质、脂类、水和电解质代谢。在紫外线的照射下，皮肤可以制造维生素 D，以供人体所需。皮肤的新陈代谢最活跃的时间是在晚上 22 时至凌晨 2 时，在此期间保证良好的睡眠对养颜颇有好处。

二、皮肤再生

皮肤的再生能力很强，细胞一般每 10 小时分裂繁殖 1 次，晚上 20 时至次晨 4 时的繁殖功能最活跃。皮肤的再生分为生理性再生和补偿性（修复性）再生。

1. 生理性再生　角质细胞不断死亡脱落，基底层细胞又不断分裂增生并逐渐移向表层补充脱落的细胞，使皮肤在细胞总量和生理功能上始终保持稳定的动态平衡，从而维持皮肤正常的生理功能。表皮细胞不断脱落更新，平均每月更新 1 次。体表各部位更新速度并非一致，额部和头皮的表皮更新速度较快，四肢、背部的表皮更新速度较慢。

2. 补偿性（修复性）再生　是指皮肤受损伤后，由表皮细胞分裂增殖使创口愈合，皮肤恢复其完整性的过程。基底层细胞在皮肤创伤愈合中有重要的再生修复作用。由于表皮细胞的增殖，小而浅的损伤，几天就可愈合，且不留痕迹；如损伤较大，首先由伤口周围真皮的成纤维细胞和毛细血管增多，形成肉芽组织，同时伤口周围的基底层细胞增生分裂，以单层上皮覆盖在新生的肉芽组织上，随后肉芽组织完全覆盖创面并转化为结缔组织，表面的单层上皮分化为复层上皮，从而完成受伤后皮肤的修复。

知识链接

紫外线与皮肤损伤

日光中的紫外线根据波长和生物学特性可分 3 个波段：200~280 nm 的短波紫外线，到达地面前已基本被臭氧层滤除（由于污染，臭氧层目前已被破坏）。280~320 nm 的中波紫外线，在四季中夏季最强，一天中的上午 10 时至下午 16 时最厉害，主要晒伤表皮，出现红斑。320~400 nm 长波的紫外线，能穿透 5 cm 的玻璃，一年四季都存在，主要晒伤真皮，甚至损害 DNA，结合中波紫外线使皮肤晒红、变黑，引起雀斑和色素沉着。紫外线对皮肤的损伤是长期积累、渐进的过程，例如紫外线直接照射人的眼睛和皮肤 30 秒就有反应，故需戴保护眼镜、穿长袖衣服，走在阴凉处，必要时选择安全的防晒霜。

任务三　熟悉皮肤类型

案例导入

张小姐每天脸上总是油油的，早上洗了脸，到了中午脸上油更多，鼻子两侧最为严重。用了吸油纸一段时间后发现问题更严重。请问：

(1) 张小姐的皮肤属于什么类型？如何辨别？

(2) 不同类型的皮肤在日常保养中应该注意什么？

根据皮肤分泌油质的多少，可将皮肤分为以下 4 种类型。

一、干性皮肤

此类皮肤角质层水分低于 10%，皮脂分泌量较少；皮肤较薄，毛孔细小；虽肤质细腻，但皮肤干燥，缺乏弹性和光泽，容易产生皱纹和老化现象，还易起红斑，过于敏感，易脱皮而出现皮屑。具有此类皮肤的人，不宜过频洗澡洗脸，不宜用碱性大的肥皂，否则会使皮肤失去皮脂的润滑，变得更加干燥发痒，尤其是冬季易产生皮肤皲裂，适宜选择油性化妆品。

二、中性皮肤

此类皮肤的含水量和皮脂分泌量适中，皮肤光滑细嫩柔软，富于弹性，红润而有光泽，毛孔细小，厚薄适中，是一种正常、健康和理想的皮肤。中性皮肤多数出现在小孩，通常以青春期之前的少女为多，青春期后仍保持中性皮肤的较少。此类皮肤可根据季节和爱好使用各类化妆品。

三、油性皮肤

此类皮肤皮脂腺分泌旺盛，油脂较多，易黏附灰尘，毛孔较粗糙或明显。常因皮脂腺分泌过多油脂并遮挡其出口造成细菌繁殖，而产生粉刺或暗疮。此类皮肤对外界刺激不敏感，弹性较好，不易出现皱纹。具有此类皮肤的人，应少吃油腻食物，适宜使用乳剂化妆品。

四、混合性皮肤

除上述 3 种外，皮肤的类型还可见介于三者之间的混合型皮肤。此类皮肤的人，其额部、鼻部、颏部（T 区）的油脂较多，而面部侧面、眼周围及颈部的油脂较少。

皮肤的皮脂分泌常随季节和年龄而变化。一般春冬季皮脂分泌较少，夏季皮脂分泌较多；

随着年龄的增加，其皮脂分泌量会越来越少。

> **知识链接**
>
> **鉴别皮肤类型的方法**
>
> 　　测定皮肤类型的方法很多，最简单的就是通过眼睛观察来辨别。可以通过观察毛孔大小、油脂多少、有无光泽、皮肤弹性等判断。也可以用纸巾测试来辨别：晚上睡觉前用中性洁肤品洗净皮肤后，不擦任何化妆品上床休息，第二天早晨起床后，用面纸巾轻拭前额及鼻部。若纸巾上留下大片油迹，皮肤便是油性的；若纸巾上仅有星星点点的油迹或没有油迹，皮肤则为干性；若纸巾上有油迹但并不多，就是中性皮肤。当然，最准确的是通过专门仪器来鉴别皮肤类型。

任务四　认识皮肤的老化

案例导入

　　小丽生完小孩之后，因为照顾孩子，几乎每天睡眠不足，慢慢地眼角长出了鱼尾纹；后来又由于工作的缘故，需要整天对着电脑。久而久之，其眼角的鱼尾纹更加明显。请问：
(1) 加速皮肤老化的因素主要有哪些？
(2) 日常生活和工作中如何保养皮肤，延缓皮肤衰老？

一、皮肤的年龄变化

　　皮肤是人体结构的重要组成部分，随着人体的生长发育、成熟和衰老，皮肤也相应地发生一系列变化。
　　婴儿表皮是由单层细胞构成，其皮肤的厚度仅为成人皮肤 1/10，因此，其皮肤屏障功能低下，对外界刺激、紫外线的抵御能力差，更容易受到伤害。
　　进入青春期以后，皮脂腺分泌旺盛，角质层细胞增生活跃，真皮的胶原纤维也开始增多，并由细弱变为致密。因此，这个时期的皮肤状况最好，皮肤显得坚固、柔韧、柔滑和红润。但是，由于青春期性激素分泌增加，皮脂腺分泌旺盛，开始出现痤疮、粉刺、毛囊炎等皮肤问题。

30岁以后，伴随着年龄的增长，皮肤逐渐老化，皮肤开始变薄、萎缩、干燥，胶原蛋白、弹性蛋白及透明质酸分泌下降，皮肤充盈度及弹性下降，在面部某些特定部位如眼角、前额等处皱纹开始形成并逐渐增多；40岁左右皱纹增加明显；50岁以后两侧面颊略凹陷，皮肤变松弛，面部皱纹加深或出现重力纹；60岁左右开始长老年斑。

二、皮肤老化表现

（一）皮肤功能减退

皮肤老化，首先表现为皮肤功能的减退。皮肤的分泌作用衰退，皮脂腺和汗腺的分泌减少，使皮肤变得干燥，缺乏光泽和柔润感，甚至出现脱屑现象，因此易患干燥性湿疹、皮肤瘙痒症等皮肤病；新陈代谢功能衰退，角质层细胞分裂和表皮更新速度减慢，皮肤自我修复能力降低，对外界特别是紫外线的抵御能力降低，易出现色斑。

（二）皱纹的出现

由于表皮的基底层变薄，真皮的弹性纤维和胶原纤维数量减少，并出现胶原蛋白降解物质；加之皮下组织脂肪的减少，使皮肤伸展性、弹性和回缩性下降，从而出现皱纹、萎缩、松弛等皮肤老化的表现。个别部位，深部脂肪尚有从变薄的筋膜和松弛的肌肉疝出的情况（如眼袋）。由于颊脂肪垫的萎缩，老年人常有两颊凹陷情况。皮肤老化的表现，还与表情肌的动作有关系，面部表情肌所致的皱纹不仅标志着面部老化，还能反映老化的程度（图1-3-9）。

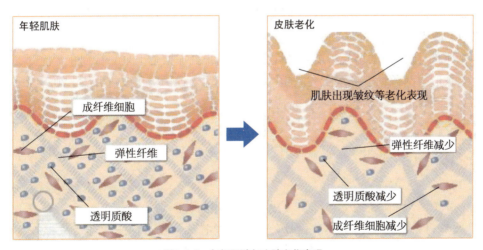

图1-3-9 年轻肌肤与皮肤老化表现

通常男性出现皱纹比女性略晚，黑皮肤比白皮肤皱纹出现略晚，油性皮肤比干性皮肤皱纹出现较晚。面部、前额和颈部的皱纹，可分为体位、动力和重力3种类型。

1. **体位性皱纹** 随着体位的不同而出现的皱纹称为体位性皱纹。在人体凡是运动幅度较大的部位都有宽松的皮肤，以适应肢体完成各种生理运动。这些充裕的皮肤在处于松弛状态时会自然形成宽窄、长短和深浅不等的皱纹线，当皮肤被拉紧时，皱纹线随即消失，例如颈部、肘部和膝部。这种皱纹线均出现在关节附近，属于正常生理现象，而非皮肤老化表现。随着年龄的增加，全身生理功能逐渐降低、皮肤弹性逐渐降低，致使原来的体位性皱纹线逐渐加深和增多，这就是皮肤老化的表现。若出现在面颈部，会有碍于美容，严重时可行美容整形手术切除多余的皮肤，俗称拉皮手术。

2. **动力性皱纹** 动力性皱纹是表情肌收缩产生的与肌纤维方向垂直的皮肤皱纹。因个人的表情和习惯动作不同，其皱纹出现的部位、时间和数目亦各异。如有的人经常皱眉，则会产生眉间的纵行川字纹，经常使眉毛上下活动的人会产生额部的横行抬头纹，以及眼轮匝肌的鱼尾纹、口轮匝肌的口角纹和唇部竖纹等。动力性皱纹是表情肌长期收缩的结果，一旦出现，即使表情肌没收缩，此皱纹也不会完全消失。

动力性皱纹的出现，为老化的征象，与体质、情绪、工作环境和职业等有关。瘦者或体弱者出现较早，胖者或体健者出现较晚，女性较男性出现要早，经常夸张性的面部表情可以加速此类皱纹的提早出现或程度加深。

3. **重力性皱纹** 40岁以后，由于皮肤、肌肉松弛，在重力作用下，会逐渐下垂、局部折叠，形成重力性皱纹。正常情况下，重力性皱纹的出现亦是老化的征象之一。

（1）额部：皮肤弹性减弱而下垂所致的重力性皱纹已融于动力性皱纹，使额部皱纹加深。当额肌和皱眉肌萎缩松弛时，眉间皮肤下垂可加重鼻根横纹。

（2）睑部：由于皮肤薄，皮下组织疏松，当眼轮匝肌和额肌松弛时，上睑皮肤即逐渐下垂形成"肿眼泡"，尤以上睑外侧部为甚；在下睑，眶内脂肪疝出，导致皮肤臃肿下垂，形成"眼袋"。"肿眼泡"和"眼袋"为睑部重力性皱纹的典型代表，明显有碍于美观。

（3）面颊部：因颧骨萎缩和口周辐射状肌松弛，颊脂体缩小，致使颧部、颊部皮肤一并下垂，形成较深的鼻唇沟纹。由于口角皮肤较固定，故下垂皮肤在口角外侧明显臃肿，甚至与松弛的下颌皮肤共同形成"重下颏"。

（4）颈部：随年龄的增长，皮肤弹性下降，皮肤更加松弛下垂。特别在颈前部，常沿颈阔肌内侧缘形成两条纵行的蹼状皮肤皱褶，俗称"火鸡颈"。此皱褶可从下颌下缘下垂至胸锁关节处。

> **知识链接**
>
> **皮肤弹性测试**
>
> 皮肤弹性试验能判别皮肤弹性的好坏。即将被检查者的手背部皮肤捏起，约10秒后放松，皮肤立即展平，说明皮肤弹性好；若被捏起的皮肤在约3秒后才展平，说明皮肤弹性差。过于消瘦的人、老年人或脱水的患者，其皮肤弹性会变差。

三、影响皮肤老化的因素

1. **年龄** 随着年龄的增长，皮肤会渐变粗糙，缺乏水分，缺少弹性，表皮组织易角化，皱纹增多，出现老年斑等。

2. 健康状况　某些慢性疾病如肝病、妇科病等，或代谢障碍性疾病及内分泌性疾病时会影响皮肤的营养代谢，如营养不良，尤其是饮食中缺乏蛋白质和各种维生素时，皮肤的代谢减弱，造成功能失调，易导致皮肤老化。另外，患各种类型皮肤病时都会影响皮肤的功能，加速皮肤老化。

3. 精神状态　过度疲劳、睡眠不足、思虑过度、精神紧张时皮肤也易老化。经常闷闷不乐、急躁、孤僻，常常在面部表现出愁苦、紧张、拘谨的表情，这种表情牵动表情肌而产生纵向或横向皱纹，使人逐渐出现衰老现象。

4. 生活习惯　如酗酒、吸烟、喜食油炸食品和过于辛辣食品的人，其皮肤易老化。吸烟时，烟雾中的烟焦油和尼古丁等可造成血管痉挛，使供应皮肤的血流减少，导致皮肤营养障碍，并使皮肤失去弹性和红润色泽，增加皱纹。面部表情习惯于过度夸张的人，其皮肤也易老化。缺乏运动，皮肤也易老化。因为运动时，皮肤的血液循环加强，增加皮肤养分的交换，使皮肤更有营养、更有弹性、更红润；同时皮肤排除大量的汗水，代谢加强，起到清理皮肤的作用。洗脸水如果水温太高，皮肤的皮脂和水分会被热气所吸收，而使皮肤干燥，日久天长逐渐在脸部产生皱纹。以 30℃ 左右的温水最合适。

5. 环境因素　外界环境的变化对皮肤有着直接的影响，如空气湿度、气温、空气污染、紫外线照射等。过度暴晒，可以造成皮肤损伤，使皮肤变干、变薄、失去弹性，使弹性纤维和胶原纤维失去正常功能，皮肤逐渐松弛起皱。长期受冷风吹及海水过度侵蚀时，皮肤易老化。

6. 药品或化妆品　当乱擦治疗皮肤病的药物或涂擦不适合自己皮肤特性的化妆品时会破坏皮肤质地，造成皮肤老化。过多扑粉也会使面部出现细密的小皱纹。

7. 体内及皮肤水分不足　角质层可以从体内供给水分，也可以从体外吸收水分，使皮肤保持适度的水分含量。一般来说，皮肤含水量在 10%~20% 最合适。若低于 10%，皮肤呈干燥状态，即显得粗糙松弛，时间长了，就会出现皱纹。

8. 遗传因素　身体消瘦、皮肤白皙或淡色、干性皮肤者，皮肤易老化。

皮肤的老化往往是多个因素共同作用的结果，无论预防还是治疗皱纹均需多种方法相结合才能达到目的。

知识链接

面部皱纹的护理

面部皮肤随着年龄的增长会出现皱纹，而皱纹的方向与表情肌纤维的方向有关。在进行皮肤护理时，按摩方向应与皱纹方向垂直，以利于拉展皱纹；如果没有皱纹，应与表情肌肌纤维方向一致。

任务五　了解健康皮肤和异常皮肤

案例导入

张小姐属于敏感性肌肤，脸部皮肤经常反复发红、出疹子，敷了含激素的面膜，第二天皮肤症状得到缓解，感觉不错，于是长期使用。之后发现皮肤敏感程度加重，过敏的频率越来越高，停用面膜后就会红肿瘙痒、干燥脱屑、刺痛。后得知自己得了"激素脸"，即激素依赖性皮炎。请问：

(1) 什么是敏感性肌肤？
(2) 针对敏感性肌肤，如何进行日常护理？

一、皮肤的美学标准

1. **健康**　皮肤的感觉正常，对温、痛、触、压等的刺激反应灵敏，没有皮肤病，没有污垢、斑点，没有异常的突起和凹陷等。

2. **肤色**　肤色正常自然，如黄种人以黄白透红的肤色为美，青年女性则以白嫩、红润的肤色为美。同时，皮肤光泽发亮，不暗沉。

3. **质地**　皮肤纹理细腻、不粗糙，有弹性、光滑、柔韧，所含的水分、脂肪比例适中，不干燥，也不油腻，摸起来有滑润之感。

4. **活力**　肌肉丰满，富有活力，面部表情丰富而自然。

5. **耐老**　随着年龄的增长，肌肤不易衰老或衰老缓慢。

二、异常皮肤

1. **肤色异常**　局部或全身皮肤色素的增多或减少称为肤色异常（图1-3-10）。正常的皮肤颜色改变称为生理性肤色异常，如日晒后皮肤变色、遇冷后皮肤苍白或青紫、受热后或情绪波动时皮肤潮红充血等。由于疾病的原因而使皮肤颜色改变称为病理性肤色异常，如白癜风、白化病、黄疸、贫血等疾病都可引起肤色的变化。常见的各种颜色的痣、各种类型的斑，多属于局部肤色异常，这些痣或斑有些是生理性的，有些是病理性的。肤色异常又分为暂时性的肤色异常和永久性的肤色异常。

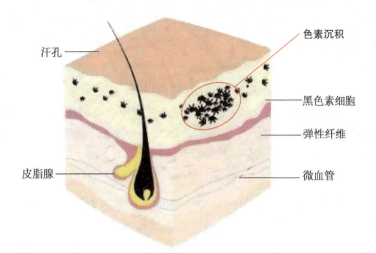

图1-3-10 色素沉积示意图

> **知识链接**
>
> **色斑的类型及形成原因**
>
> 色斑是色素代谢障碍性皮肤病,包括雀斑、黑斑、老年斑、黄褐斑(又称蝴蝶斑、妊娠斑等)等。多发于面颊和前额部位,日晒后加重,多见于女性。导致皮肤长斑的因素有遗传因素、紫外线照射、内分泌原因、生活习惯、精神压力、妊娠、疾病、化妆品使用不当、年龄等。

2. **痤疮皮肤** 是常见于青春期脸上的脓包,又称青春痘、粉刺、暗疮等,是皮肤科常见病、多发病。痤疮是一种发生于毛囊皮脂腺的慢性皮肤病,多发于头面部、前胸、后背等皮脂腺丰富的部位,主要与激素、皮脂分泌过多、毛囊皮脂腺导管堵塞、细菌感染、炎症反应及女性月经等因素有关。常见的有白头粉刺、黑头粉刺、红头痤疮、脓疱型痤疮、皮下囊肿等(图1-3-11)。

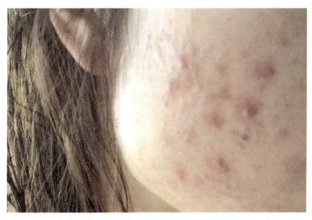

图1-3-11 痤疮

> **知识链接**
>
> **痤疮的预防与日常护理**
>
> 首先养成一个良好规律的生活习惯，保证充足睡眠，减轻压力，提高机体抵抗力；每日1~2次温水洗脸，清洁皮肤，忌用手挤压或搔抓皮肤；合理饮食，少食油炸、辛辣等刺激性食物；忌用粉类化妆品和含有激素的软膏及霜剂等。

3.**感觉过敏** 敏感性皮肤的原因尚不完全清楚，是多因素共同作用的结果。可分为内源性因素，如种族、年龄、性别、遗传、内分泌、某些疾病等，以及外源性因素，如化学物质刺激、环境因素、生活方式、心理因素等。多数情况下敏感性皮肤薄而细腻，对季节、气候、温度的变化适应性差，遇刮风、日晒等情况皮肤会出现红斑、脱屑、红肿、发痒、皮疹等现象。皮肤还容易对接触物如食物、药物、化妆品等过敏导致过敏性皮炎（图1-3-12）。

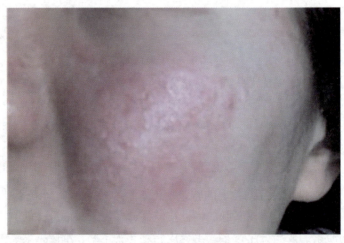

图1-3-12 过敏性皮肤

> **知识链接**
>
> **敏感性肌肤的调理与预防**
>
> 对一般敏感性皮肤的处理，首先是避免再刺激，尽量减少蒸脸、按摩、去角质等美容措施。可选用针对敏感性皮肤设计的化妆品。由于皮肤比较干燥，可使用含有合适比例脂质的保湿产品。对自觉症状严重、影响日常生活的患者，可去医院诊治。日常皮肤护理时尽可能使用成分简单、少含或不含致敏物和刺激物的化妆品，保持皮肤水分，补充皮肤油脂以加固皮肤屏障。

复习思考题

一、名词解释
1. 表皮　　2. 真皮　　3. Langer 皮纹

二、填空题
1. 表皮由浅至深可分为_____、_____、_____、_____、_____。
2. 正常皮肤新陈代谢周期约为_____天。
3. 根据皮肤分泌油脂的多少，可将皮肤分为_____、_____、_____、_____ 4类。
4. 面部、前额和颈部的皱纹，可分为_____、_____、_____ 3种类型。

三、选择题
1. 人体皮脂腺分泌最多的部位是（　　）
   A. 头面　　　B. 背　　　C. 腹　　　D. 前胸　　　E. 四肢
2. 一般情况下，黑色素细胞位于（　　）
   A. 透明层　　B. 颗粒层　　C. 角质层　　D. 基底层　　E. 真皮层
3. 当皮肤角质层含水量少于（　　）时，会出现干燥症状
   A. 10%　　B. 5%　　C. 20%　　D. 30%　　E. 40%
4. 皮肤的生理功能不包括（　　）
   A. 排汗　　B. 调节体温　　C. 代谢　　D. 吸收　　E. 透气
5. 影响皮肤老化的因素不包括（　　）
   A. 年龄　　B. 精神状态　　C. 性别　　D. 长时间日晒　　E. 营养失调

四、判断正误
1. 阳光暴晒后皮肤会变黑，是因为基底层能分泌黑色素细胞。（　　）
2. 表皮内没有血管，但有很多细小的神经末梢。（　　）
3. 去角质产品和磨砂类洁面产品不能每天使用。（　　）
4. 真皮层受损不会留下瘢痕。（　　）
5. 颗粒层具有屏障功能，并可折射光线，减少紫外线射入体内。（　　）
6. 角质层就是细胞死亡的死皮，没有任何功能。（　　）
7. 透明层有防止水与化学物质通过的屏障作用。（　　）
8. 真皮层内没有血管和神经。（　　）
9. 由皮脂腺分泌的皮脂、汗腺分泌的汗液形成的皮脂膜是弱碱性保护膜。（　　）

五、简答题

1. 表皮层的结构及特点。
2. 皮肤的类型及在日常护理中的注意事项。
3. 异常皮肤在日常护理中的注意事项及发病机制。
2. 加速皮肤衰老的主要因素及衰老皮肤的特点。
3. 简述皮肤的美学标准。

（乔　梅）

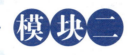

模块二

美容局部应用解剖

单元四　头面部大体结构

学习目标

(1) 知道头型和面型的分类及美学分析。
(2) 知道颅脑部和面部解剖结构，熟悉面部皮肤结构特点。
(3) 能说出面部表情肌的特征以及与面部皱纹的关系。
(4) 熟悉面部容貌器官的美容解剖结构。
(5) 掌握面部美学观察标准。

头面部是人体审美的"焦点"，也是医学美容的重点，有着极为独特的个性化容貌特征。头面部以眶上缘、颧弓上缘与外耳道的连线为界，分为后上方的颅脑部和前下方的面部，分别由 8 块脑颅骨和 15 块面颅骨构成头面部的基本骨架，软组织附着在这些骨上形成了头面部的基本轮廓。骨骼、软组织、五官和皮毛是头面部形态的物质基础。同时，面部积淀着大量的情感、阅历、年龄、思维、文化等丰富的人文信息，这就是人的形象与气质。

任务一　了解颅脑部大体结构

情景导入

张阿姨，50 岁，近期倍感疲惫，因长期加班偶感头痛，到美容院要求做头部按摩，疏通经络，保持头脑清醒健康。作为美容师的你，在给张阿姨按摩时，请问：
(1) 颅脑部的解剖结构和皮肤特点是什么？
(2) 头部按摩时有哪些注意事项？

一、颅脑部结构组成

1. 骨的构成　颅脑部由 8 块脑颅骨构成，包括额骨、筛骨、蝶骨、枕骨各 1 块，以及顶骨、颞骨各2块，它们共同围成颅腔，容纳、支持和保护脑组织。在颞窝内，额、顶、颞、蝶4骨的连结部称为翼点。翼点的骨质较薄，受外力作用易发生骨折，可伤及行经其内面的脑膜中动脉（图2-4-1）。

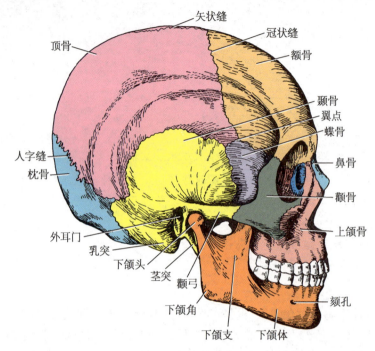

图 2-4-1　颅骨侧面观

2. 颅骨外面观　颅顶可见3条缝，额骨与两顶骨之间的称为冠状缝；左、右顶骨之间的称为矢状缝；两顶骨与枕骨之间的称为人字缝（图2-4-2）。

新生儿颅的某些骨之间仍留有尚待骨化的结缔组织膜，其中面积较大的称为囟。主要的颅囟包括：位于两顶骨与额骨之间的称为额囟（前囟），呈菱形，于1.5岁左右闭合；位于两顶骨与枕骨之间的称为枕囟（后囟），呈三角形，在出生后不久即闭合（图2-4-3）。囟门是反映婴幼儿发育和身体健康的重要窗口，通过观察囟门的变化，可及时发现多种疾病。囟门未闭合之前，颅内压增高时额囟饱满隆起；慢性腹泻或者营养不良时可出现额囟凹陷。佝偻病患儿囟门的闭合时间延迟。

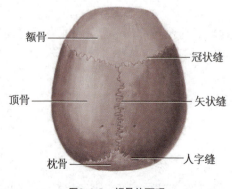

图2-4-2　颅骨外面观

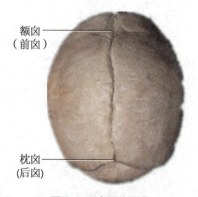

图2-4-3　囟门外面观

二、颅脑部分区及皮肤特点

颅脑部分为颅顶、颅底和颅腔。颅顶部由位于正中的额顶枕区和两侧的颞区构成。颅顶部的皮肤、浅筋膜、颅顶肌和帽状腱膜紧密结合,不易分离,犹如一层,称之为"头皮"(图 2-4-4)。

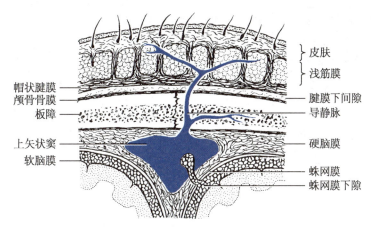

图 2-4-4 颅顶的层次结构

1. **额顶枕区** 位于头顶部的中线两侧,由前部的额区、后部的枕区和位于两者之间的顶区组成(图 2-4-2)。前界为眶上缘,后界为枕外凸隆上项线,两侧以颞上线为界。该区皮肤厚而致密,血管、淋巴管极为丰富,组织再生能力强,伤口易愈合。头皮内生有毛发,发根斜行穿过真皮到达浅筋膜附于毛囊。因此,头皮手术切口应与毛发的方向一致,以减少毛囊的损坏。头皮内因含有大量的毛根、毛囊、皮脂腺和汗腺,故好发疖、痈和皮脂腺囊肿。

2. **颞区** 由一对颞骨组成。上以颞上线为界,下以颧弓上缘为界,前以颧骨的额突和额骨的颧突为界,后界为上颞线的后下段和乳突根。颞区皮肤前部较薄,其结构与额顶枕区相似,但脂肪组织较少,比较疏松,故皮肤移动性较大。

三、颅脑部血管、淋巴和神经

1. **血管**

(1)动脉:颅脑部的浅动脉位于浅筋膜内,主要是颈外动脉及颈内动脉的终末分支,如颞浅动脉(模块二单元四任务二的面部血管相关内容)、耳后动脉、枕动脉和眶上动脉(图 2-4-5)。

(2)静脉:颅脑部的浅静脉与伴行动脉同名,在浅筋膜内形成静脉网。静脉血回流至颈内静脉和颈外静脉。由于头部皮肤及皮下组织薄且紧密结合,其间的静脉分支较多,互相沟通且表浅,易于固定,故婴幼儿静脉输液时常采用头皮静脉(图 2-4-5)。

2. **淋巴** 颅顶颞区淋巴回流至耳前淋巴结,顶区回流至耳后淋巴结,枕区回流至枕淋巴结,额区回流至下颌下淋巴结。淋巴管的位置及其间的吻合不稳定,回流的方向也常有变异(图 2-4-6)。

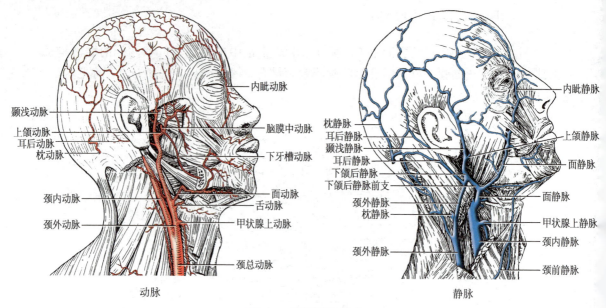

图2-4-5 颅脑部浅层血管

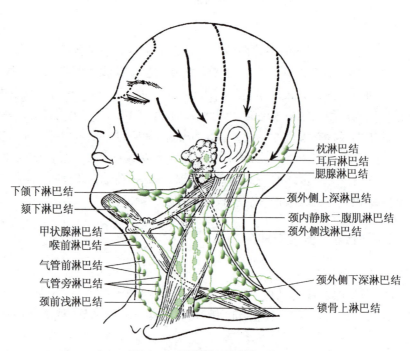

图2-4-6 头颈部淋巴管和淋巴结

3. 神经 颅顶部的神经均走行于浅筋膜内,彼此间相互吻合,分布区相互重叠,主要是感觉神经,由三叉神经、面神经的分支(图2-4-17)及颈神经(颈丛的分支)支配。

头部按摩是美容院重要的服务项目之一,头部按摩可以缓解疲劳等,但也不是所有头部不适都可以按摩。头部按摩的禁忌证有:严重高血压病、心脏病、癫痫,以及怀孕期、哺乳期、月经期女性。

> **知识链接**
>
> **头部按摩的好处**
>
> 中医学认为，头为十二经络的诸阳经汇合之处，百脉所通，对控制和调节人体的生命活动起着极其重要的主导作用。由上至下按摩头部经穴，可以促进清阳上升，百脉调和，改善脑部的血液循环，益智健脑，缓解疲劳，消除紧张、焦虑等，对失眠、耳鸣、目眩、神经衰弱、高血压、面神经麻痹、感冒、神经性头痛等疾病有较好的辅助治疗作用；还能改善头发毛囊下末梢血管血液循环，可使头发得到滋养，头发乌黑，防止脱落。

四、头型分类与美学观察

（一）头型分类

头型是头部冠状面、矢状面和水平面三维结构的综合形态类型，在人体美学中占有极为重要的地位。影响头部形态的因素较多，受颅骨的影响最大，其中又以枕骨、顶骨、额骨为首要因素。头发对头型也有一定的影响。目前对头的形态进行分类的方法主要有颅顶观察法和指数法两种。

1. 颅顶观察法 由颅顶直接观察，可将头型分为7种，即球形、椭圆形、卵圆形、楔形、五角形、棱形和盾形（图2-4-7）。

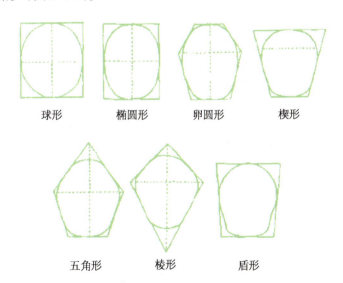

图2-4-7 颅顶观察法头型分类

2. 指数法 根据头的最大宽度和最大长度的测量值计算，常用弯脚规测量（图2-4-8），可将头型分为长头型、中头型、圆头型、特圆头型（表2-4-1）。

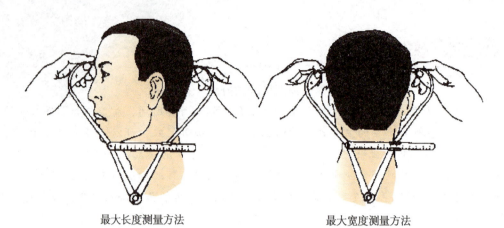

最大长度测量方法　　　　　　　最大宽度测量方法

图2-4-8　头的最大长度和最大宽度测量方法

$$头指数 = \frac{头最大宽度}{头最大长度} \times 100$$

表2-4-1　指数法头型分类

头型分类	头指数	常见人群
长头型	70.1 ~ 75.9	白种人
中头型	76.0 ~ 80.9	黄种人
圆头型	81.0 ~ 85.4	黄种人、黑种人
特圆头型	85.5 ~ 90.9	黄种人、黑种人

（二）头型的美学观察

一个人的头部特征是颅骨形状特征、面型特征和五官特征的完美统一。有学者对头部的头宽和全头高进行测量（使用软尺测量，见图2-4-9），以头宽与全头高比值0.618为黄金标准。头宽与全头高比值越接近这一标准，头型就越美观。美的头型为美的面型打下基础，为五官的合理布局创造了合理条件。因此，头型在头部的审美中占有极其重要的地位，是面部审美的关键。头型的形成与种族、地理环境、生活习惯和营养状况有关，但最根本的是人类自然发展进化的结果。因此，头型具有明显的遗传性，也与婴儿时期使用枕头的质地有关。在日常生活中，头型常用于发型设计。

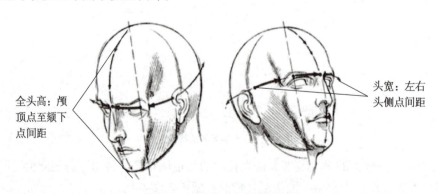

图2-4-9　头宽和全头高测量方法

任务二　熟悉面部大体结构

案例导入

小花因为结婚日期将近，由于繁忙导致脸色稍差，面部细纹增加，故到美容院做皮肤护理。作为美容师的你，请问：

(1) 面部皮肤有哪些特点？面部常见的皱纹有哪些？

(2) 面部表情肌与面部皱纹有什么关系？

一、面部结构组成

面部由 15 块面颅骨构成，包括上颌骨、鼻骨、泪骨、颧骨、下鼻甲、腭骨各 2 块，犁骨、下颌骨、舌骨各 1 块，它们构成面部的骨性基础（图 2-4-10）。

下颌骨分一体两支，下颌体位于前部，呈蹄铁形，其上缘有牙槽，前外侧面有颏孔。下颌支位于后部，其向后上的突起称为髁突；下颌支后缘与下颌体相交处形成的钝角，称为下颌角（图 2-4-1、图 2-4-11）。

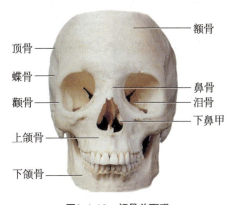

图 2-4-10　颅骨前面观

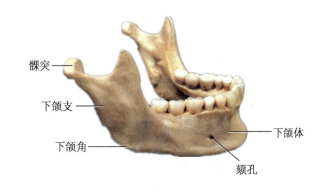

图 2-4-11　下颌骨

知识链接

下颌骨与美容

下颌骨是决定脸型是否漂亮的重要标准，其中以下颌体和下颌角最为重要。经过多年的临床实践发现，最和谐的下颌角形态为轮廓清晰，耳垂至下颌角的垂直距离约 2.5 cm，下颌角点在耳垂至下颌角垂线前方约 1 cm；下颌缘与下颌升支成角 110°~120°。下颌体最和谐的形态为略微向前兜，下颌底与颈部呈直角。

二、面部分区

面部位于颅的前下部,由面颅骨构成支架,容纳眼、耳、鼻、口、眉五官;同时,面部也是表达情感和思维的重要部位,也是最能体现人体容貌美的部位。根据解剖特点和生理性质的不同,医学美容将面部分为 11 个区(图 2-4-12)。

1. **额区** 又称额面,为额部无发区,上界为发际线,下界为眶上缘,两侧为上颞线。

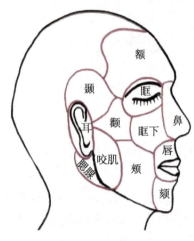

图2-4-12 面部分区

2. **颞区** 又称颞面,为颞区无发区,后界为发缘,下界为颧弓上缘,前上界为上颞线。

3. **眶区** 四周以眶缘为界,为视器所在。

4. **鼻区** 上达鼻根点,下至鼻翼下缘与唇分界,两侧为内眦点和鼻翼点连线,为鼻区。

5. **唇区** 上至鼻翼下缘,两侧借唇面沟与脸颊分界,下借颏唇沟与颏区分界。

6. **颏区** 上为颏唇沟,两侧为口角的垂线,下至下颌底。

7. **耳区** 为耳廓根附着部,前至耳屏前线,后达乳突的前缘,上、下为耳根附着点。

8. **颧区** 上界为颧弓上缘,下界为颧骨下缘,前界为上颌骨颧突根部,后界是颧弓后端。

9. **眶下区** 上为眶下缘,内邻鼻区,外侧界为上颌骨颧突根部的垂线,下界为唇面沟中点至上颌骨颧突根下缘的连线。

10. **颊区** 前接唇区和颏区,后为咬肌前缘,上邻眶下区和颧区,下为下颌下缘。

11. **腮腺咬肌区** 上为颧弓下缘及外耳道,前为咬肌前缘,后为胸锁乳突肌、乳突前缘,下为下颌下缘的后半部和下颌角。

三、面部皮肤特点

1. **面部皮肤薄而柔软** 面部皮肤是全身皮肤最薄的区域,平均厚度仅为 0.5mm。真皮内含有大量胶原纤维和弹性纤维,故皮肤富于弹性和韧性,这是保持面部皮肤紧张度、维持美貌的重要因素。如果这些纤维有萎缩、断裂或数量减少,在质量上弹性和韧性下降,则皮肤逐渐松弛,产生皱纹并逐渐增多和加深,表现为皮肤老化。

2. **面部皮肤血管密集** 面部因血管丰富而血供丰富,因而组织再生和抗感染能力很强,有利于创口愈合,且瘢痕较小,为美容整形手术提供了便利条件,但创伤时出血亦较多。

3. **有丰富的汗腺和皮脂腺** 面部皮肤有丰富的汗腺和皮脂腺,利于排除新陈代谢的产物。若不注意皮肤清洁,可导致皮肤长皮脂腺囊肿等。

4. **是表情肌的止点。**

> ### 知识链接
>
> **为什么人紧张时面部会发红?**
>
> 　　当人们感到难为情的时候,正是大脑皮质刺激肾上腺,分泌少量肾上腺素,使脸部丰富的毛细血管扩张,于是脸部就会出现发热发红。不光是害羞会脸红,高兴和愤怒的时候也会脸红。在极端气愤的时候,脸部就不单是红,而是会红一阵、青一阵,有时转为苍白。这是因为肾上腺一阵阵地大量分泌,使血管扩张和收缩,交替充血和缺血,或使血管较长时间地处于缺血状态的缘故。

> ### 知识链接
>
> **面部分区护理**
>
> 　　在美容院,从额头、鼻翼至嘴角和下颌叫 T 区。该区毛孔粗大,油脂分泌旺盛,容易出油和出汗。其余部位叫 U 区。该区肌肤细薄,毛孔和汗腺分布较少,相对比较干燥,油脂不多。因此,对面部肌肤进行护理时应采用分区护理,分别从面部清洁、化妆水和面霜的使用等方面着手。
>
>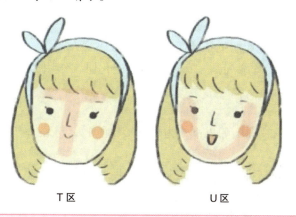
>
> 　　　　T 区　　　　　　U 区

四、面部肌肉

　　面部肌肉有表情肌和咬肌。表情肌属于皮肌,起于骨骼,止于皮肤。当其收缩时,可拉紧面部皮肤,产生各种表情;松弛时,面部皮肤回归原处。表情肌集中在额、眼、鼻、口周和耳部。按部位分为颅顶肌、外耳肌、眼周围肌、鼻肌、口周围肌(图 2-4-13)。

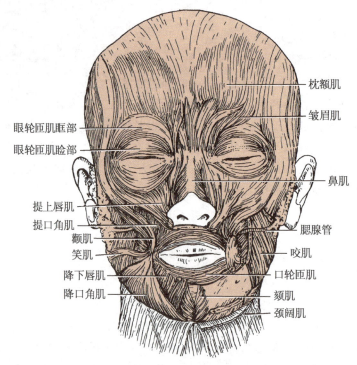

图2-4-13 面部表情肌

1. 颅顶肌 颅顶肌位于颅顶部皮肤之下,与颅顶部皮肤和皮下组织共同组成头皮。颅顶肌有左、右枕额肌和颞顶肌构成。其中,枕额肌居额部皮下,左右对称,宽而薄,无骨性附着。枕额肌两侧共同作用时,向前牵拉帽状腱膜,使额部皮肤产生横纹(如仰视或惊讶时),上提眉部或眼睑上提,是眼轮匝肌的拮抗肌。

2. 外耳肌 外耳肌位于耳廓周围,在人类属于退化肌,作用为上提耳廓或牵引耳廓向前后运动。

3. 眼周围肌

(1)眼轮匝肌:围绕眼裂周围的皮下,为椭圆形轮匝肌,与表情有关的有眼轮匝肌眶部和睑部。

1)眼轮匝肌眶部:是眼轮匝肌最外围的部分,收缩时使眉下降,上提颧部皮肤,使睑用力闭合。此时,眶部周围肌肤易产生皱纹。

2)眼轮匝肌睑部:位于眼睑皮下,肌束很薄,收缩时眨眼,并舒张额部皮肤。

(2)皱眉肌:位于眼轮匝肌眶部及枕额肌的深面,即两眉弓之间。收缩时眉头下降,使鼻根部皮肤产生纵沟,出现皱眉表情。

(3)降眉肌:又称鼻根肌,收缩时牵拉眉间皮肤向下,使鼻根部皮肤产生横纹。此肌多参与皱眉肌的联合运动。

4. 鼻肌 主要分布鼻翼上方和鼻翼两侧,收缩时可使鼻翼扇动、鼻孔缩小或扩大。

5. 口周围肌 口周围肌在结构上高度分化,是一个复杂的肌群。其中口轮匝肌为环行,其余肌皆呈放射状分布。按层次可分为浅、中、深3层,3层相互掩盖、相互交错。这些口周围肌收缩或舒张可改变口裂大小、使口角上仰或下垂等,从而产生各种面部表情。

6. 咬肌 主要位于下颌骨下颌支的外面,参与咀嚼运动。

> **知识链接**
>
> **苹果肌**
>
> 苹果肌为颧部肌群及脂肪组织的总称。近年来,苹果肌饱满成为女性容貌美的标准之一。苹果肌的位置在眼睛下方约 2 cm 处,呈倒三角状,微笑或做表情时会因为脸部肌肉的挤压而稍稍隆起,看起来就像圆润有光泽的苹果,得名"苹果肌"。苹果肌要与颧骨高耸区分:一般饱满的脸部,苹果肌与脸颊相连圆润;而颧骨高耸的脸颊,一般有由耳垂前向嘴角延伸的凹痕。

五、面部血管、淋巴和神经

(一)血管

1. 动脉 头面部的动脉血管主要来自于颈内动脉和颈外动脉(颈总动脉的分支)。颈内动脉走向较深,垂直上行穿颅底进入颅腔,分布于脑和视器。颈外动脉比较表浅,主要分支有甲状腺上动脉、面动脉、颞浅动脉和上颌动脉(图2-4-5、图2-4-14)。

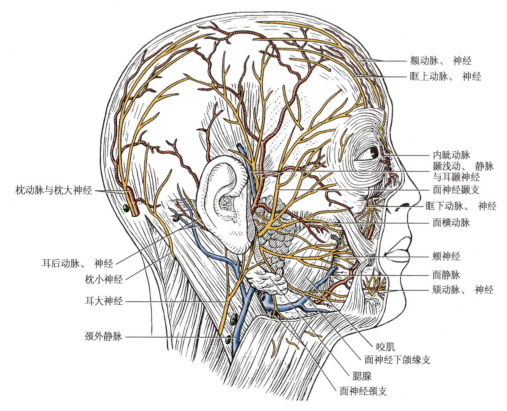

图2-4-14 头面部浅层血管与神经

（1）甲状腺上动脉：分布到甲状腺和喉。

（2）面动脉：沿途分支分布于面部和下颌下腺等处。在下颌骨下缘和咬肌前缘的交界处可摸到面动脉的搏动，面部出血时，可在该处压迫止血（图2-4-15）。

（3）颞浅动脉：分布于颞部和颅顶，在外耳门的前方颧弓根部可触及其搏动，当头前外侧部出血时，可在此压迫止血（图2-4-15）。

（4）上颌动脉：分布于鼻腔、口腔和硬脑膜等处。

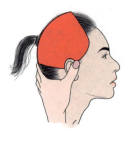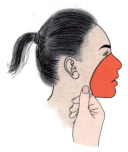

压迫颞浅动脉止血　　　压迫面动脉止血

图2-4-15　面部浅层动脉压迫止血点

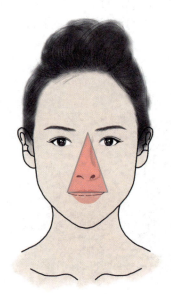

图2-4-16　危险三角区

2. 静脉　头面部静脉主要回流入颈内静脉。其中面静脉是颈内静脉的颅外属支，收集面前部的静脉血，与颅内的海绵窦相交通（图2-4-5、图2-4-14）。

面静脉缺少静脉瓣，当血管受压时，血液可逆流。所以，当口角以上面部发生疖、痈等细菌感染时，如挤压等可导致细菌栓子逆流上行至颅内的海绵窦，造成颅内继发感染，甚至危及生命。因此，通常将鼻根部至两侧口角的三角形区域称为"危险三角区"，面部美容按摩时应特别注意（图2-4-16）。

（二）淋巴

面部的淋巴管较细小，但分布广泛。淋巴结丰富，主要有面淋巴结和腮腺淋巴结（图2-4-6）。

1. 面部淋巴结　一般位于面部表情肌的浅面，沿面动脉、面静脉分布，主要收集眼睑内侧、眶内侧、鼻、上唇、颊部与颧部内侧等处的淋巴；此外还收纳口腔黏膜，上颌、下颌牙齿，牙龈等处的淋巴。其输出管主要汇入下颌下淋巴结。

2. 腮腺淋巴结　位于腮腺，收纳腮腺、额区、颞区、耳、上眼睑、下眼睑外侧部及鼻根部等浅面或深面的淋巴。

> **知识链接**
>
> **面部手法淋巴引流**
>
> 适应证：①面部外伤、割伤造成的淋巴回流障碍；②外科手术、美容手术、牙科手术造成的淋巴回流障碍；③原发性头面部淋巴水肿。
>
> 操作步骤：①从颏部、下颌体及颊部向下颌角作轻抚；②从唇下方向下颌角作轻抚；③从鼻旁、眶周经下颌角向颌下淋巴结及锁骨上窝作轻抚；④从眼周、眉部向耳前淋巴结作轻抚；⑤从额部正中向颞部和下颌角作轻抚。

（三）神经

支配面部皮肤和肌肉的神经主要有面神经和三叉神经。

1. **面神经** 属混合神经，主要支配面部表情肌和颈阔肌的活动，管理泪腺、下颌下腺、舌下腺及腭部和鼻腔黏膜腺的分泌功能，以及舌前2/3的味觉（图2-4-14）。

2. **三叉神经** 属混合神经，分布于头面部的皮肤和黏膜，以及牙齿、牙龈等，支配咀嚼肌。分为眼神经、上颌神经和下颌神经三大支（图2-4-17）。

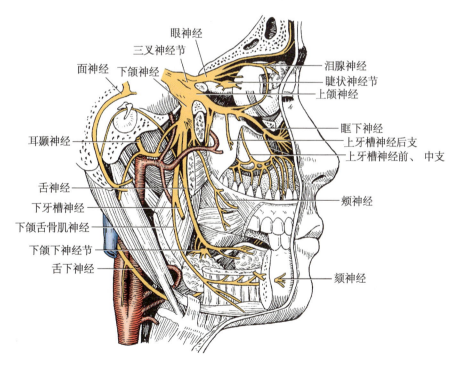

图2-4-17 三叉神经的主要分支

六、面部皱纹

一般情况下，皱纹的出现与年龄的增长、透明质酸的流失、胶原蛋白的减少等密切相关；同时重力原因也不可忽视（其中受重力原因影响最大的是法令纹）；面部皱纹还与表情肌有着密切的关系（其方向往往与表情肌纤维呈垂直或切割状）。常见的皱纹主要有以下几种（图2-4-18）。

1. 额纹 又称抬头纹，为额肌收缩所致，位于发际线至眉弓上方，呈横向，与肌束方向垂直，纹路一般3~6条。额纹出现较早，20岁以后随着肌肤透明质酸和胶原蛋白的流失，纹路慢慢显现。随着年龄的增长，额纹逐渐增多并加深，也从隐性皱纹逐渐转变为显性皱纹。

2. 川字纹 又称为山根纹，位于两眉弓之间，为皱眉肌收缩所致，呈竖向，与肌束方向垂直。因皱眉肌起于鼻背部，向上发射与额肌、左右眼轮匝肌连接，止于眉根部皮肤。因此，收缩时皱纹呈现2~3条直形纹路，形似汉字"川"字，故称为川字纹。常在皱眉时出现，舒展眉头可消失；随着年龄增长，川字纹可转变为真性皱纹。

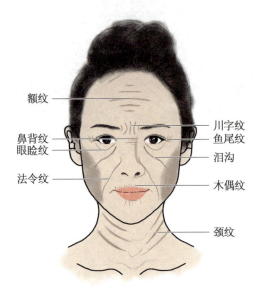

图2-4-18　常见的面部皱纹

3. 鼻背纹 位于川字纹下方的鼻根部，呈横纹，纹路一般1~3条。由于降眉肌收缩所致。

4. 鱼尾纹 呈粗细不等的条纹状，沿外眦部呈放射状排列，一般2~5条，闭眼时因眼轮匝肌收缩致纹理更为明显。随着年龄的增长，皮肤因弹性降低而松弛，鱼尾纹会逐渐加深，纹理增多，并向两侧稍延伸。

5. 眼睑纹 分布于眼周围，因此又称为眼周细纹。为眼轮匝肌收缩所致。上眼睑纹垂直分布，外侧呈发射状；下眼睑纹稍浅，斜向外下。

6. 木偶纹 又称流涎纹，是表情肌、重力和遗传基因等多个因素综合形成的，即常说的嘴角纹，或者叫括号纹。木偶纹和法令纹一样，是常见的皮肤皱纹。许多人的木偶纹不仅非常明显，而且常伴有许多口角外侧或下方深深的弧形凹陷。

7. 法令纹 是位于鼻翼两边并延伸而下的两道纹路，为典型的皮肤组织老化表现。肌肤老化松弛和重力原因是法令纹形成的两大原因。

8. 口周纹 即嘴角附近由于经常笑或抿嘴而形成的纹路。密而细小的口周纹会让人看起来老态尽显，毫无精神与美感。产生的主要原因有两个：一方面是由于皮肤衰老，皮下脂肪消退、透明质酸流失、皮肤内胶原蛋白含量减少所产生；另一方面是由于降口角肌和口轮匝肌的收缩运动所产生。

> **知识链接**
>
> **抗　皱**
>
> 皱纹是容貌美最大的"敌人",因此抗皱便成了人们留住青春的首要手段。皱纹不能完全消除,只能做到延缓皱纹出现的时间和加深的速度。目前常用的抗皱方法主要有手术除皱、注射除皱、螺旋提升和仪器抗皱等。

七、面型分类及容貌美

面部轮廓的形态称为面型,习惯称为脸型。面型与头型相比,对人体的容貌美更是起着头等重要的作用,因为主要显示人体容貌美的五官都集中配布在面部。人的面型各异,分类方法主要有3种,即图形法、字形法和指数法。

1. 图形分类法　即采用几何图形形容面型,将面型分为椭圆形、卵圆形、倒卵圆形、圆形、方形、长方形、菱形、梯形、倒梯形和五角形脸10种(图2-4-19)。

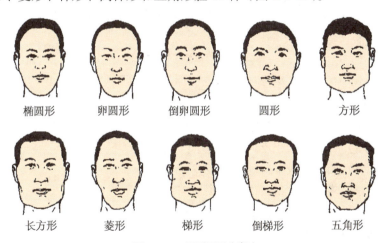

图2-4-19　面型图形分类法

(引自:钟世镇,张年甲.美容应用解剖学.南昌:江西高校出版社,1999)

(1)椭圆形脸:椭圆形脸型轮廓自然柔和,给人以文静、温柔、秀气的感觉,是东方女性的理想脸型。

(2)卵圆形脸:上宽下窄,类似椭圆形脸,额部较宽圆钝,颏部较窄圆,面部轮廓不明显,比例较协调。对于东方女性来说,也是不失美丽的脸型。

(3)倒卵圆形脸:与卵圆形脸相反,此脸型不显秀气,但显老成、稳重。

(4)圆形脸:上下颌骨较短,面颊圆而饱满,下颌下缘圆钝,五官集中,轮廓接近圆形,给人温柔的感觉,常见于身材较胖的人或青少年。

(5)方形脸:脸的长度和宽度相近,前额宽,下颌角方形,给人刚毅的感觉,多见于男性。

(6)长方形脸:额骨有棱角,长颌骨长,外鼻长,下颌角方形,脸部长窄,常见于身材高大的男性。

（7）菱形脸：面颊消瘦，额部短小，颧骨突出，颏尖，直视感觉脸部中间宽，上下较窄，多见于身体瘦弱者。

（8）梯形脸：上窄下宽，额部发缘横平，显得安静、呆板。

（9）倒梯形脸：上宽下窄，额部发缘横平，额明显宽阔，双眼距离较远，显得机敏。

（10）五角形脸：额结节、下颌角和颏部均较突出，常见于咬肌发达的人。

2. 字形分类法 用汉字分类，又称为汉字"八格"法，因此可分为8种（图2-4-20）。

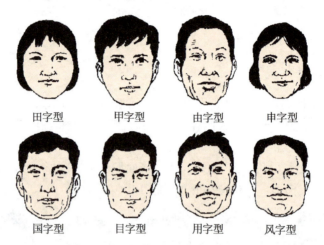

图2-4-20 脸型字形分类法

（引自：钟世镇，张年甲.美容应用解剖学.南昌：江西高校出版社，1999）

（1）田字型脸：高、宽相近，近似圆形。

（2）甲字型脸：上部宽下部尖窄。

（3）由字型脸：与甲字型相反，下部宽上部尖窄。

（4）申字型脸：额和颏较窄，颧和颊较宽。

（5）国字型脸：略呈长方型，额和下颌均较宽。

（6）目字型脸：头长且高，使面部显得狭长。

（7）用字型脸：上额方正，下颌宽大，颊突出。

（8）风字型脸：腮部和下颌角明显宽阔，颏较短。

3. 指数分类法 多采用形态面指数法，面高（鼻根至颏下的距离）和面宽（左、右颧点之间的距离）两种测量值构成形态面指数（表2-4-2），即

$$形态面指数 = \frac{面高}{面宽} \times 100$$

表2-4-2 形态面指数分型

面型	形态面指数	面型	形态面指数
超阔面型	<78.9	狭面型	88.0~92.9
阔面型	79.0~83.9	超狭面型	>93.0
中面型	84.0~87.9		

模块二　美容局部应用解剖

> **知识链接**
>
> **面型和发型**
>
> 　　发型要美观大方，一般来说，身材苗条的姑娘，宜选较长的发型。如果发型过短，就更显瘦长。体型矮胖的人，则以较短的发型为佳。发型与脸型关系特别密切。一般认为，鹅蛋脸，更适合采用中分头路、左右均衡的发型，可增强端庄的美感。圆脸型，应避免齐耳的内卷式，可采用轻柔的大波浪，两颊旁的头发贴紧，使之盖住脸颊。方脸型，其脸颊两侧的头发应尽量垂直，以产生紧凑服帖感。长方脸型，额头较高的可把头发梳平一些，刘海可以稍长。菱形脸，可以用蓬松的刘海遮盖额部，使额角显宽一些，脸颊两侧的头发应尽量垂直，腮两侧尽量用大波卷使尖削的下巴柔和一些。心形脸，不宜留短发，前顶部的头发不宜吹高，要让头发紧贴头顶和太阳穴部位，以减小额角的宽度。下宽上窄脸，头前部的头发应向左、右两侧展开，以表现额部的宽度。

任务三　熟悉面部容貌器官大体结构

情景导入

　　小白参加某公司面试，为了给面试官美好的印象，故来美妆店化妆。美妆师小刘告诉小白需要根据她的五官特征、脸型及气质等选择妆容和发型。作为美妆师的你，请问：
(1) 面部容貌器官的大体结构是什么？
(2) 面部容貌器官的美学观察是什么？

一、眉

　　位于眉区，是沿眉区表皮呈微弧形排列的所有眉毛的总称。眉毛对衬托人的容貌美起着十分重要的作用，被称为眼的"门面"；同时，通过眉区肌肉的活动，可显露和传递情绪活动。在面相学中，眉毛也是判断一个人面貌美的重要因素。

（一）眉形态

　　眉由硬而较粗的短毛排列而成，由内侧至外侧可分为眉头、眉体、眉峰和眉尾 4 个部分（图 2-4-21）。

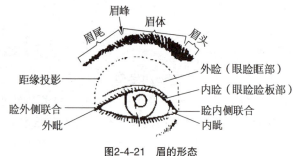

图2-4-21 眉的形态

1. **眉头** 多呈尖向内下方的三角形，眉毛较细软而色淡，排列亦较稀疏；近眉体部的眉毛是眉头最浓最多之处，朝向外上方生长。

2. **眉体** 多数略呈微弧向上或呈横直线排列，眉毛粗、硬、黑而长，排列较密，使眉更富于立体美感。

3. **眉峰** 位于眉的中、外交界处的黄金点，为眉的最高点，眉毛最为浓密、粗黑而长，为眉的形态美起到了画龙点睛的作用。

4. **眉尾** 多呈细长状伸向外下方，眉毛细而软，色泽最淡，越向尾部越稀疏。

（二）眉分类

眉的分类方法众多，常以眉的形态、位置、疏密或眉毛的生长方向等进行分类。

1. **根据眉的形态分类** 常见的有以下几种眉（图2-4-22）。

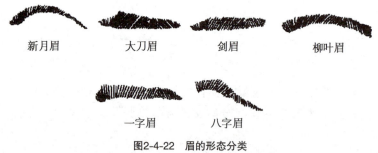

图2-4-22 眉的形态分类

（引自：钟世镇，张年甲.美容应用解剖学.南昌：江西高校出版社，1999）

（1）新月眉：眉呈新月状，给人以柔美、温顺之感，被称为美人眉。

（2）大刀眉：如古代战刀，给人以勇敢、果断之感，常见于男性。

（3）剑眉：形如宝剑，给人以成熟、稳重、耿直之感。

（4）柳叶眉：如垂柳之叶状，具有活泼、开朗和大方之感。

（5）一字眉：眉头、体、峰、尾在同一横线上，故又称水平眉。这种眉给人以大方和活泼可爱之感，是深受年轻女孩喜欢的眉型。

（6）八字眉：眉梢明显低于眉头，两侧眉为"八"字形。若眉细淡，给人以简单、愚昧之感；若眉粗浓，则具善良、和蔼和有主意之感。

2. **根据眉的位置分类** 一般是根据眉头生长的位置来进行分类（图2-4-23）。

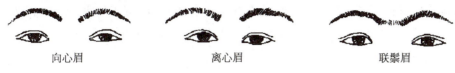

| 向心眉 | 离心眉 | 联鬓眉 |

图2-4-23　眉的位置分类

（引自：钟世镇，张年甲.美容应用解剖学.南昌：江西高校出版社，1999）

（1）向心眉：眉头较内眦更靠近正中线，眉毛亦常较浓密。这种眉给人缺少开朗之感。

（2）离心眉：左、右眉头相距较远，眉头在内眦垂线的外侧。这种眉给人以善良、活泼之感；但若离得太远，则给人以憨厚之感。

（3）联鬓眉：眉心中有稀疏的眉毛，两侧眉毛几乎连在一起。这种眉给人以刚毅之感。

（三）眉的美学观察

一副恰到好处的眉至关重要，将起到画龙点睛之效，理想的眉应与年龄、性别、脸型、体型，乃至职业、性格等相适应。一副较理想的眉型应具备几个基本条件（图 2-4-24），比如位置、浓密程度、长度及生长方向，任何一个因素过多或过少，都不美观。一副理想的眉，还应与眼部和脸型相匹配。完美眉型应具备以下标准（图 2-4-24）。

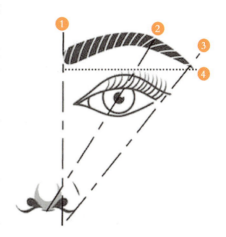

图2-4-24　眉型的黄金标准

（1）眉头边缘和鼻头与鼻翼连结相连垂直对齐。

（2）眉峰最高点在鼻尖、瞳孔连线上。

（3）眉尾终结部位应与鼻翼最外侧、外眼角相连在一条直线上。

（4）眉头和眉尾两点连线与线 1 垂直。

（四）脸型与眉型的关系

不同脸型应选择合适的眉型，如图 2-4-25 所示。

视频1　修眉

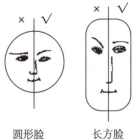 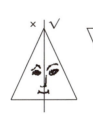 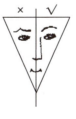 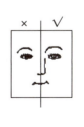 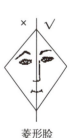

| 圆形脸 | 长方脸 | 三角形脸 | 倒三角形脸 | 方形脸 | 菱形脸 |

图2-4-25　不同脸型的眉型选择

二、眼

眼为五官之首，是人类获取视觉信息的唯一窗口，并将信息转化为神经冲动传入高级中枢,供大脑皮质进行分析、综合和处理,以便不断地有所发明,有所创造,不断提高生活质量。据研究,在人们获得的外界信息有80%~90%来自眼。

(一)眼结构组成

眼又称视器,由眼球和眼副器两部分组成(图2-4-26)。

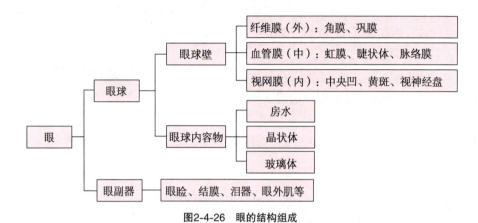

图2-4-26 眼的结构组成

1. **眼球** 为视器的主要部分,由眼球壁和眼球内容物组成(图2-4-27)。

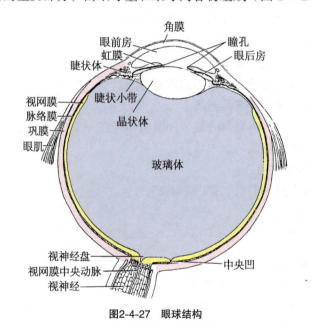

图2-4-27 眼球结构

2. **眼副器** 眼副器包括眼睑、结膜、泪器和眼外肌等。

(1)眼睑:眼睑位于眼球前方,附着于眶口周缘呈片状的软组织结构。具有保护眼球、调节入眼光线和参与多种表情活动的重要作用,其形态特征是构成人体容貌美的重要组成部分。以睑裂为界眼睑上、下两部分别称为上睑、下睑(图2-4-28),睑裂的内、外侧端分别称为内眦和外眦。

1）根据上眼睑的褶皱程度，分为单睑、重睑和多重睑 3 种类型（图 2-4-29）。

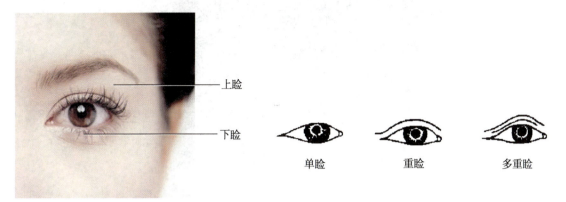

图 2-4-28　眼睑　　　　　　　　　　　图 2-4-29　上眼睑类型

2）单睑和重睑也具有一定的解剖学差异（表 2-4-3）。

表 2-4-3　单睑和重睑的解剖学差异

特　征	单　睑	重　睑
皮肤	较厚	较薄
上睑沟	无	有
浅筋膜	较多	少
眼轮匝肌	较发达	不发达

> **知识链接**
>
> **睫毛与容貌美**
>
> 睫毛处于不断代谢更新状态，平均寿命 3~5 个月。睫毛的数量虽然不多，但在面部所处的地位却非常突出，对衬托一个人的容貌美起着极为重要的作用。如果有一副亮黑而微翘的秀长睫毛，随眨眼而闪动在眼前，将给人以炯炯有神和精明透亮之美感。睫毛可增强面部的立体感和曲线美。因此，人们对于睫毛的妆饰也总是给予极大的关注。理想的睫毛，应当是两侧对称，排列整齐。

（2）结膜：结膜为一层透明而富含血管的薄膜，连接在眼睑和眼球之间，分为睑结膜、结膜穹窿和球结膜（图 2-4-30）。

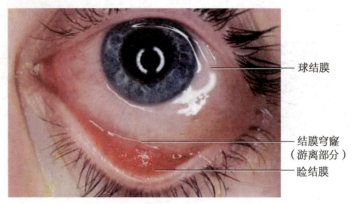

图2-4-30 结膜

（3）泪器：由泪腺和泪道组成。泪道包括泪点、泪小管、泪囊和鼻泪管（图2-4-31）。泪腺位于眼眶上壁外侧的泪腺窝内，有10余条排泄管开口于结膜上穹。泪腺分泌的泪液具有防止角膜干燥、冲洗异物和杀菌等作用。鼻泪管下端开口于下鼻道。

（4）眼外肌：分布于眼球周围，共7块。其中1块为上提上睑的上睑提肌，其余6块可运动眼球（图2-4-32）。眼球的正常运动，是眼外肌协同作用的结果。眼肌的功能障碍，可导致斜视或复视。

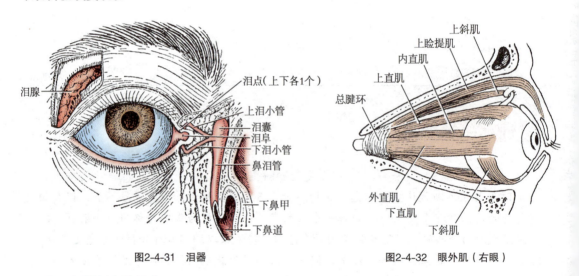

图2-4-31 泪器　　　　　　　　　　图2-4-32 眼外肌（右眼）

（二）眼部皮肤特点

眼睑部皮肤亦由表皮和真皮构成，表皮很少角化，单睑的皮肤较重睑为厚。眼睑皮肤与全身其他处皮肤相比，具有其自身的特点。

（1）眼睑皮肤是全身皮肤中最薄弱处，厚仅0.25~0.55 mm，故易受损。

（2）睑缘部皮肤明显增厚，皮肤角化，这与频繁眨眼、闭眼时增加睑缘抗摩擦的能力相适应。

（3）皮肤柔软，富有弹性，皮下疏松结缔组织丰富（故易水肿），因此皮肤易于移动和伸展，十分有利于眼睑的活动、睑裂的开闭和对眼球的保护作用。老年人弹性纤维变性，眼睑皮肤因弹性减退而松弛变长，出现皮肤松弛症。

（4）皮肤含有较多的黑色素，睑缘含量更多。

（三）眼部美学观察

眼是人体最为精细、重要的感觉器官，有视觉功能。常称眼为"心灵之窗"，眼在情感交流中起到重要作用，能反映出一个人的心理活动和情绪变化。在日常生活中，对一个人的审美，首先从面部中心位置的眼开始，占据面貌美的重点部位。因此，眼睛的形态及结构的比例，对人类面貌美丑具有重要影响。

眼的黄金标准包括内外眦角度、睑裂长度、重睑宽度，以及与眉的关系决定眼是否美丽（图2-4-33）。

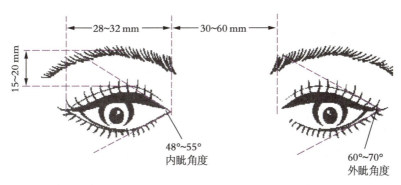

图2-4-33　眼的黄金标准

1. **内眦、外眦的角度**　内眦角度一般为48°~55°，外眦角度一般为60°~70°。

2. **睑裂**　东方人睑裂长度理想值为30 mm，女性约为28 mm、男性约为32 mm。睑裂长宽比例为3.0~3.6。

3. **重睑宽度**　由于种族差异、眼眶形状不一等因素的影响，对于重睑的宽度没有特别标准。东方人平均值一般为3~5 mm。

4. **与眉的关系**　在眉形态良好时，与上睑沟相距15~20 mm为最佳。

5. **三庭五眼**　即脸长与脸宽的标准比例，将头部的上下分为3等分，把头的宽度分为5等分（图2-4-34）。

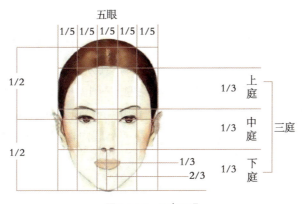

图2-4-34　三庭五眼

知识链接

眼部修饰

眼作为容貌美的主要器官，常常会用一些化妆修饰手段掩盖缺点，比如画眼线、涂抹眼影、涂睫毛膏及黏贴双眼皮贴等，这些方法可以有效地将眼部修饰得更加立体。

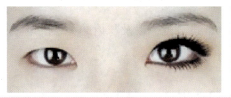
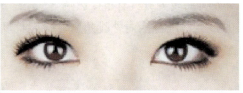

三、鼻

外鼻是由骨和软骨构成的支架，以及被覆盖在外的皮肤、皮下组织、肌肉等构成。

（一）鼻结构组成

1. **外鼻的形态** 外鼻形似一个基底向下的椎体，上窄下宽，上端位于两眶之间称为鼻根，向下移行为鼻背，下端为鼻尖，其两侧为鼻翼。平静呼吸时鼻翼无显著活动，当呼吸困难时，可出现明显的鼻翼扇动。外鼻下方有一对鼻孔，为气体出入的门户（图2-4-35）。

2. **骨的构成** 外鼻的骨为支架，它决定外鼻的形状，由骨性部和软骨部构成（图2-4-36）。

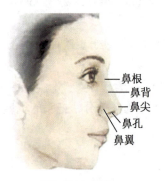

图2-4-35　外鼻

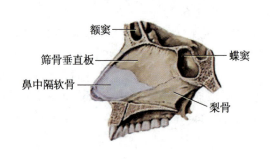

图2-4-36　鼻中隔

3. **鼻腔** 是由骨和软骨围成的空腔，鼻中隔将其分为左、右两个鼻腔，每侧鼻腔向前经鼻孔和外界相通，向后通咽喉。骨性鼻腔外侧壁上有上、中、下3个向下卷曲的骨片，分别称为上鼻甲、中鼻甲、下鼻甲。各鼻甲下方有相应的鼻道，分别称为上鼻道、中鼻道、下鼻道，有鼻旁窦和鼻泪管的开口（图2-4-37）。鼻腔黏膜内含有丰富的血管、黏液腺和纤毛，对吸入的空气有加温、湿润和净化等作用。

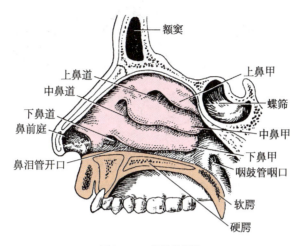

图2-4-37　鼻腔外侧壁

4. **鼻旁窦**　包括额窦、筛窦、蝶窦和上颌窦共4对，分别位于额骨、筛骨、蝶骨、上颌骨内（图2-4-38）。窦壁内有黏膜附着，并与鼻腔的黏膜相延续，故鼻腔黏膜的炎症可蔓延至鼻旁窦，引起鼻窦炎。上颌窦是4对鼻旁窦中最大的，当上颌窦炎症化脓时常引流不畅，在美容按摩时可有压痛。

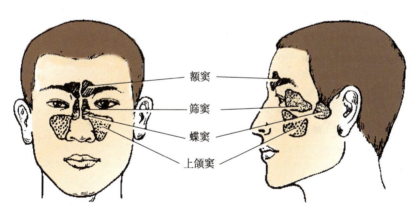

图2-4-38　面部对应的鼻旁窦位置

（二）鼻部皮肤特点

鼻根及鼻背部皮肤薄而松弛，易于移动。鼻尖与鼻翼皮肤较厚，富有大量的皮脂腺及汗腺，与深部组织粘连较紧密，是痤疮、酒糟鼻及鼻疖的好发处。

（三）鼻的美容分区

外鼻各部在解剖组织结构上各有差异，因此可将外鼻划分为如下数个区域，也称之为鼻的美容单位（图2-4-39）。

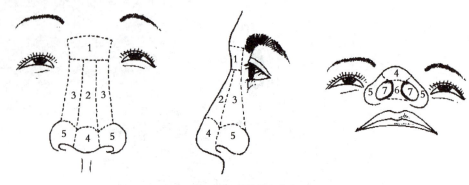

图2-4-39 鼻的美容分区

注：1.鼻根区；2.鼻梁区；3.鼻侧区；4.鼻尖区；5.鼻翼区；6.鼻柱区；7.鼻孔区。

（四）鼻型

外鼻各部在空间的位置和形态特征称为鼻型。常用的鼻型分类方法有以下两种。

（1）以某种动物、植物或某一物品的某种特征命名（图2-4-40）。

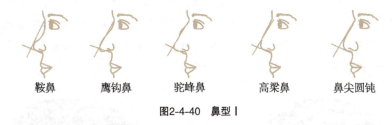

鞍鼻　　鹰钩鼻　　驼峰鼻　　高梁鼻　　鼻尖圆钝

图2-4-40 鼻型Ⅰ

（2）以鼻的某一特征命名（图2-4-41）。

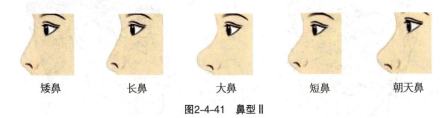

矮鼻　　长鼻　　大鼻　　短鼻　　朝天鼻

图2-4-41 鼻型Ⅱ

（五）鼻的美学观察

鼻位于面部中央，是面部美学观察的重要部分，医学美容界也常称鼻子为"面部美学当家"。由于其解剖位置突出且醒目，对面部轮廓和容貌美起着举足轻重的作用。就鼻的外形而言，理想的外鼻应具备以下两个方面。

1. 位置标准　从正面看，鼻恰位于面部的中1/3（图2-4-34），两侧鼻翼点宽度与两内眦宽度相等。

2. 形态正常　鼻背挺直（女性略呈弧形），鼻尖微翘，鼻翼半球形，鼻孔卵圆形，鼻额角、鼻尖角和鼻唇角在正常范围内，鼻梁位于正中，鼻两侧对称（图2-4-42）。

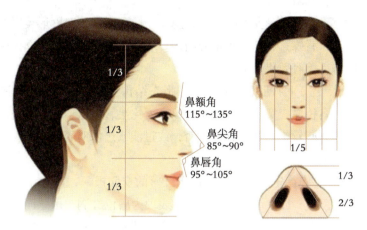

图2-4-42　鼻的美学观察

> **知识链接**
>
> **鼻部整形术**
>
> 鼻部整形术即对鼻部进行整形美容的外科手术,是整形美容外科手术中最普遍的手术之一。鼻整形讲究完善鼻子与面部五官,乃至肤色、脸型之间的美学平衡,术前综合设计、精确测量,通过假体隆鼻、注射隆鼻等方法,矫正塌鼻梁、鹰钩鼻、朝天鼻等多种鼻部缺陷。

四、唇

唇(红唇)是面部器官中活动最大的软组织结构。由于它与面部表情肌密切相连,使唇不仅具有说话、进食、呼吸和辅助吞咽等功能,而且具有高度特异的表情功能。

(一) 唇形态结构

唇分为上唇和下唇(图2-4-43)。

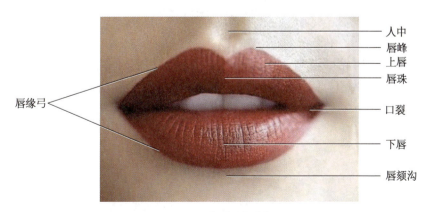

图2-4-43　唇的形态结构

1. **上唇的表面标志** 人类上唇的形态变化较大，标志明显，对唇形美影响较大。上唇的表面有人中、唇缘弓、唇峰、唇珠几个重要结构。唇珠可使唇形生动，立体感强，对于较平的上唇通过再造唇珠后美容效果十分明显。

2. **下唇的表面标志** 下唇形态变化较小，形态结构也较上唇简单。下唇唇缘弓微隆起呈弧形，红唇部较上唇稍厚，突度比上唇稍小，高度比上唇略低，与上唇对应协调。下唇与颏部之间形成的沟称为唇颏沟。此沟存在与否，或过浅或过深对容貌美有直接影响。

（二）唇皮肤特点

唇在容貌美中的优势首先是色彩美。由于红唇的皮肤极薄，没有角质层和色素，所以能透出血管中血液的颜色；加之该处血运丰富，表现为唇色红润、敏感而醒目。娇艳柔美的唇珠尤其能体现女性风采。红唇上皮内不含皮脂腺、汗腺和毛囊，神经末梢极为丰富，感觉敏锐。

（三）唇部血管、淋巴和神经

1. **血管** 唇部的血液供应主要来自于面动脉发出的上、下唇动脉。唇的静脉血主要经面静脉回流，当静脉回流受阻时，则可能逆流如海绵窦，因此唇在危险三角区内。

2. **淋巴** 上唇的淋巴管可注入颌下淋巴结、耳前淋巴结；下唇的淋巴管可注入颏下淋巴结。

3. **神经** 上唇和下唇的感觉主要由三叉神经的分支支配。口唇部的肌肉运动由面神经支配。

（四）唇分类

根据上唇和下唇的薄厚程度、高度、长度、对称度、唇角位置等，分为以下几种类型（图2-4-44）。

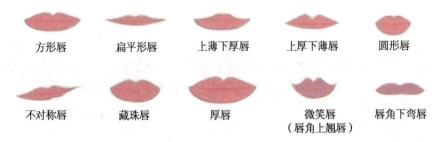

图2-4-44 唇的分类

（五）唇的美学观察

理想唇型是口唇轮廓清晰，下唇略厚于上唇，大小与鼻型、眼型、脸型相适宜，红唇缘明显，口角微翘。除了大小，还根据角度、高宽来判断是否拥有美丽的唇型（图 2-4-45）。

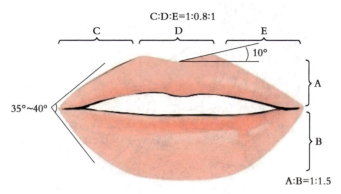

图2-4-45 唇的美学观察

其实很多人并没有拥有完美的唇形,因此常常需要通过唇部修饰来达到视觉上的完美唇型,方法主要有粉底、勾勒唇线、涂口红等。根据自己的脸型、五官、肤色选择合适自己的唇部修饰方案,更能让五官显得相得益彰。

> **知识链接**
>
> **齿与容貌美**
>
> 一口洁白、健康、整齐的牙齿可以使人的面貌增色,牙齿的美容意义在于其形态美、色泽美及由此产生的对容貌美的增色和烘托效果。因此,美容行业的许多美牙项目盛行,如蓝光美牙、激光美牙、便捷式美牙仪、洗牙粉洗牙等。

五、耳

耳又称前庭蜗器,包括外耳、中耳和内耳,产生位置觉和听觉(图2-4-46)。外耳包括耳廓、外耳道和鼓膜;中耳包括鼓室、咽鼓管和听小骨;内耳又称迷路,由半规管、前庭和耳蜗组成。本节主要介绍与容貌美密切相关的外耳耳廓的美容解剖。

(一)耳廓形态结构

耳廓对称地排列于头部两侧,大部分以弹性软骨为支架。耳廓下部无软骨的部分仅有结缔组织和脂肪,称为耳垂,是临床常用的采血部分。中医把耳廓比喻为缩小的人体身形,它与机体内各个器官组织有一定联系,经常按摩耳朵相关穴位,可以强身健体。耳廓的形态结构如图 2-4-47。

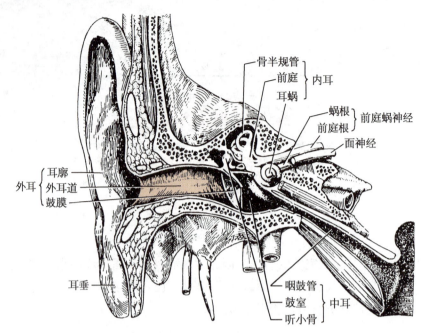

图2-4-46 耳的形态结构

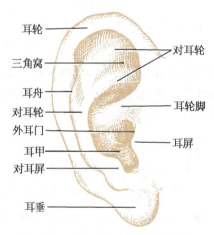

图2-4-47 耳廓的形态结构

通常情况下，耳廓长 62~65 mm，55 mm 以下为小耳，65 mm 以上为大耳。耳垂平均高约 16 mm。

（二）耳廓皮肤特点

皮肤薄，皮下组织较少，紧密地附着于软骨。因此，在耳部炎症时不易扩散，但易压迫神经末梢导致剧痛。富含血管和神经。耳廓后内侧面的皮下组织稍疏松，皮肤的移动性较前外侧面的为大。耳廓两面皮下都含有皮脂腺，汗腺数量较少，散在分布。

（三）耳廓血管、淋巴和神经

1. **血管** 动脉来自颈外动脉的分支，有耳后动脉和颞浅动脉；静脉由耳廓周缘向耳廓根部汇集，注入颞浅静脉。

2. **淋巴** 耳部淋巴管主要汇集注入乳突部淋巴结,最后注入颈深淋巴结。

3. **神经** 运动和感觉主要由脑神经的面神经、三叉神经和迷走神经的分支以及脊神经的颈丛支配。

(四) 耳廓的美学观察

因为风俗习惯、地域区别等因素,有关耳廓的美学观也各有不同,在中国,佛像总是大耳,因此常把大耳称为福耳。判断耳廓是否美观,一般具备以下几个特点。

(1) 耳廓在头颅两侧位置对称,耳郭与头颅侧面的夹角约为 30°。
(2) 耳廓大小和形态比例合适,耳廓长约 6.5 cm,宽约 3.5 cm。
(3) 耳垂的形态厚大饱满,从耳屏至耳垂最下端约 2 cm。

六、颊

颊区位于面部两侧(图 2-4-12),上界为颧骨与颧弓下缘,下界为下颌骨下缘,前界至鼻唇沟,后界达咬肌前缘。颊部的皮肤真皮中弹性纤维较粗大,因此皮肤柔软、细腻,具有明显的弹性和延展性。

(一) 颊形态

颊从正面观分为 4 型,即椭圆形脸颊、方形脸颊、高颧脸颊、圆形脸颊;从侧面观分为 2 型,即匀称型脸颊、单薄型脸颊(图 2-4-48)。

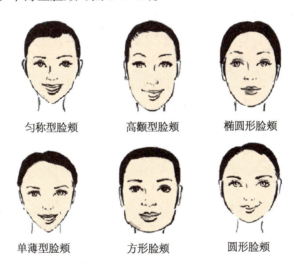

图 2-4-48 颊的形态

(二) 颊的美学观察

颊区皮下有颊脂肪垫,是一块脂肪组织突起形成的三角形颊脂肪体。近年来兴起通过整形手术取出颊脂肪垫达到完美脸型目的。颊脂肪垫在婴儿时期吸奶时可以防止颊部塌陷,故颊脂肪体在孩童比较发达,其脸型总是胖胖圆圆的。

颊区过于凹陷或饱满,都不符合美学标准。因此,颊区凹陷,可以使用填充物填充;过于丰满,可以手术摘除颊脂肪垫。一些不愿意行手术改善的,则用修容进行修饰。

> **知识链接**
>
> **修　容**
>
> 　　修容是指采用修容工具修饰脸部轮廓，让五官更立体。一般以棕色或者咖啡色为主，用粉刷扫在脸部凹陷部位如鼻梁两侧、额头两边、颧骨下方，目的是修饰脸部轮廓。用小刷子蘸上浅色修容粉，刷在窄小、不够突出的部位，小脸会顿时变得明亮而有生气。通常，额头中央、鼻梁和下巴都是涂浅色修容粉的位置，称为高光粉。

七、颏

颏俗称下巴，对于面部的型起着重要的作用。颏的上部与唇毗邻，下部为颜面的最下端，左右与颊部相连续（图 2-4-12）。

（一）颏形态结构

颏与鼻、唇一起决定着面部的侧貌突度及轮廓，颏的高度、突度及大小，对面下 1/3 的高度及宽度乃至整个面型都有着至关重要的影响。

1. **颏高度**　从面额顶部发际线至颏下缘将脸分为上、中、下 3 庭，而下庭又分为 3 等分，其中上唇皮肤及唇红占 1/3，口裂至下颏缘占 2/3（图 2-4-34）。

2. **颏突度**　侧面观，以鼻尖至面下颏最低点画一直线，唇在直线后则为颏前突，唇在直线前则为颏后缩（图 2-4-49）。不同的种族其颏突度有明显差别，具有鲜明的种族特征。侧面观，白种人的面中部较多平直，颏部也比较前突或垂直；黄种人颏部多为垂直或轻度后缩；黑种人的上颌多较前突，故颏部后缩更加明显，多为后缩型。

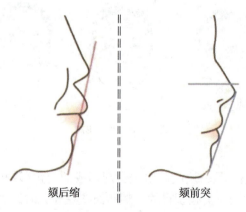

图 2-4-49　颏的突度

（二）颏分型

颏的分型从正面及侧面观分为 11 种类型（图 2-4-50）：正面观分为圆颏、鼓颏、长颏、尖颏、方颏；侧面观分为标准颏、凹型颏、小颏、平颏、圆颏、重颏。

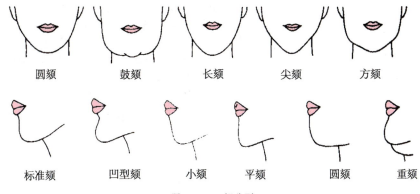

图2-4-50 颏分型

（三）颏的美学观察

颏的美学观察是由鼻、唇、颏三者的关系决定（图2-4-51）。完美的脸型，其颏具备以下几个条件。

（1）鼻尖、唇、颏最低点3点连线恰呈一条直线。

（2）正面观颏圆润适中，无多余赘肉。

（3）侧面观颏略微向前。

（4）颏棱角分明，没有重颏。

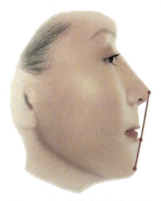

图2-4-51 颏的美学观察要点

> **知识链接**
>
> **颏整形**
>
> 颏部位于面下1/3，是颜面整体结构中最富于变化又最具特征的部位。在一定程度上，颏的外形轮廓可以反映人的性格和气质，发育不足会给人一种胆怯、懦弱的印象。颏整形常可给人以整个容貌发生根本变化的感觉。
>
> 颏成形术是指通过截骨、植骨、移位及固定的方法矫正颏骨畸形的美容整形手术。常用的颏成形术有颏前移术、颏后退术、颏部增高术、颏部降低术和颏部偏斜矫正术等。美容外科也经常使用硅胶等人工材料进行隆颏术。采用口内途径手术，术后面部无瘢痕，美容效果较好。

视频2 面部提升

复习思考题

一、名词解释

1. 三庭五眼　　2. 头皮　　3. 眼睑　　4. 唇珠　　5. 面部危险三角区

二、填空题

1. 用形态面指数将面型分为超阔面型、_____、_____、_____和超狭面型。
2. 眼周围肌包括_____、_____和_____。
3. 眉由_____、_____、_____和_____组成。
4. 根据上眼睑的褶皱程度，分为_____、_____和_____ 3种类型。
5. 耳又称前庭蜗器，包括_____、_____和_____。
6. 上唇的表面有_____、_____、_____、_____ 4个重要结构。
7. _____是全身皮肤中最薄弱处，厚仅 0.25~0.55 mm，故易受损。
8. 三叉神经分为_____、_____和_____三大支。

三、选择题

1. 面型图形分类法不包括哪种类型（　　）
   A. 圆形　　　B. 椭圆形　　　C. 卵圆形　　　D. 菱形　　　E. 田字形
2. 颊从正面观分型错误的是（　　）
   A. 圆形脸颊　　　　　　　B. 椭圆形脸颊　　　　　　C. 方形脸颊
   D. 扁平脸颊　　　　　　　E. 高颧型脸颊
3. 面部皮肤的特点描述错误的是（　　）
   A. 皮肤薄而柔软　B. 皮肤富含汗腺、皮脂腺和毛囊
   C. 面部皮肤血运不佳　　　　D. 唇红的表皮缺少角质层
   E. 皮肤随年龄增长出现皱纹
4. 使鼻根部皮肤产生纵沟的肌肉是（　　）
   A. 降眉肌　　　B. 皱眉肌　　　C. 额肌　　　D. 眼轮匝肌　　　E. 颧小肌
5. 眉的形态不包括（　　）
   A. 新月眉　　　B. 柳叶眉　　　C. V字眉　　　D. 一字眉　　　E. 剑眉
6. 外鼻的结构不包括（　　）
   A. 鼻翼　　　B. 鼻背　　　C. 鼻根　　　D. 鼻孔　　　E. 鼻中隔
7. 以物品描述鼻型不包括（　　）
   A. 鹰钩鼻　　　B. 驼峰鼻　　　C. 蒜头鼻　　　D. 虎鼻　　　E. 鞍鼻
8. 对耳廓的描述错误的是（　　）
   A. 皮肤厚、富含皮下组织　　　B. 耳廓软骨富有弹性和韧性
   C. 耳廓长约 7.5 cm　　　　　　D. 耳廓分为软骨部和耳垂部
   E. 耳廓位于头颅两侧
9. 红唇上不含有的是（　　）（多选）
   A. 神经末梢　　B. 皮脂腺　　　C. 汗腺　　　D. 毛囊　　　E. 角质

四、问答题

1. 面型的图形分类法包括哪几种？

2. 简述眼睑的层次结构。
3. 简述外鼻的美学角度。
4. 简述唇的基本解剖标志。
5. 简述耳廓的基本解剖标志。
6. 完美脸型的颏应该具备哪些条件?

（李檐杰）

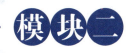

美容局部应用解剖

单元五　颈肩部大体结构

(1) 能说出颈肩部主要分区，辨认颈肩部体表标志及部分血管和神经走向。
(2) 能用美学观察标准分辨不同颈肩部类型。
(3) 知道颈肩部皮肤、肌肉、关节的日常护理方法。

　　颈肩部是人体活动范围较大的区域之一，同时又是头与躯干的衔接部位，既有大量的血管、神经、淋巴结在此部位通过，又有呼吸道、消化道、喉结、甲状腺等重要器官分布。颈肩部解剖学的内容无疑为我们对此部位的护理和保养提供了坚实的理论基础。

任务一　熟悉颈肩部浅表解剖结构

案例导入

你的好友小莉今年读大四，准备复习考研，有半年多的时间都泡在图书馆和自习室。最近发现，在没有受到外伤的情况下，颈部也经常酸痛，尤其在仰头时更为明显，有时还会出现头痛。请问：
(1) 小莉的问题具体出在什么地方？可能的原因是什么？
(2) 作为朋友的你该如何帮她？

一、颈肩部境界与分区

（一）境界

　　颈部上界以下颌骨下缘、下颌角、乳突角至枕外隆突连线与头部相接；颈肩部下界以颈静脉切迹、胸锁关节、锁骨上缘、肩峰至后正中第 7 颈椎棘突连线与躯干和四肢相接。

（二）分区

颈部主要分为固有颈部和项区（图2-5-1、图2-5-2）；肩部主要分为三角肌区和肩胛区。

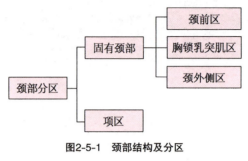

图2-5-1　颈部结构及分区

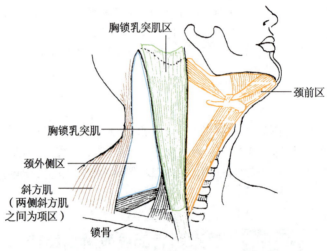

图2-5-2　颈部分区

1. **固有颈部**　通常所说的颈部是颈椎前部与两侧斜方肌前缘之间的部位。以胸锁乳突肌前后缘为界，分为颈前区、胸锁乳突肌区和颈外侧区。

2. **项区**　颈椎后方至两侧斜方肌之间的区域称为项区，又称作项后区（图2-5-2）。

3. **三角肌区和肩胛区**　三角肌区是指肩部三角肌范围的区域，肩胛区是指肩胛骨范围的区域。肩部借助三角肌区和肩胛区与上肢和背部的功能有机地统一（详见本书模块二单元八的四肢大体结构）。

二、颈肩部皮肤特点

1. **颈部皮肤特点**　颈部属人体外露区域，皮肤具有以下特点。

（1）颈前皮肤薄而松弛，厚度约为面部的1/3，活动性较大，加之频繁的牵扯，更容易产生皱纹。

（2）颈部皮肤皮脂腺、汗腺较少，数量约为面部的1/3，故缺少天然油脂的保护，水分难以保留，皮肤较干燥。

（3）肤色受外界紫外线和环境因素影响而偏灰暗，色泽接近面部。

（4）因性别和年龄不同其颈部形态有所不同。女性和儿童颈部皮下脂肪较多，轮廓较圆；

体型瘦长的人颈部也会呈现细长状。

> **知识链接**
>
> **颈部皮肤护理要点**
>
> 颈部常暴露在衣着之外,因此颈部皮肤的护理和颈部形态的美感也是个人形象上不可忽视的重要部分。在颈部皮肤护理中,防晒、保湿、抗衰老等措施都必不可少。

2. **肩部皮肤特点**　肩部皮肤具有一定的活动度,皮肤较厚。肩部肌肉群发达,皮下脂肪堆积少,因此肩部皮肤饱满而圆润。

三、颈肩部骨性标志

（一）乳突

乳突位于颞骨底面突出的圆锥形突起,在外耳道的后面和茎突的前面,体表可触及（图2-2-3）。

（二）枕外隆突

枕外隆突位于枕骨外面正中最突出的隆起（图2-5-3）。

（三）上项线

上项线为枕外隆突向两侧延伸至乳突的线状弓形骨嵴（图2-5-4）,是斜方肌的起点。

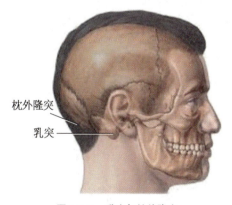

图2-5-3　乳突与枕外隆突

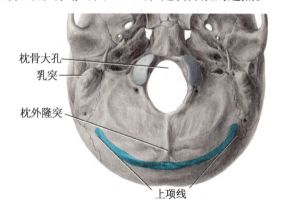

图2-5-4　上项线

（四）椎骨及颈椎

1. **椎骨**　成人椎骨有24块（颈椎7块、胸椎12块、腰椎5块）。椎骨一般分为椎体和椎弓两部分。椎体位于前部,呈短圆柱状,主要由骨松质构成,表层有薄层骨密质,受外力作用易发生压缩性骨折。椎弓位于椎体的后方,呈半环形。紧连椎体的缩窄部分称为椎弓根；后部呈板状,称为椎弓板。椎弓与椎体共同围成椎孔。全部椎骨的椎孔连成椎管,容纳脊髓。上、下相邻的椎弓根部围成椎间孔,内有脊神经和血管通过。椎弓发出7个突起,向上、下各伸出1对关节突,向两侧各伸出1个横突,向后方伸出1个棘突（图2-5-5）。

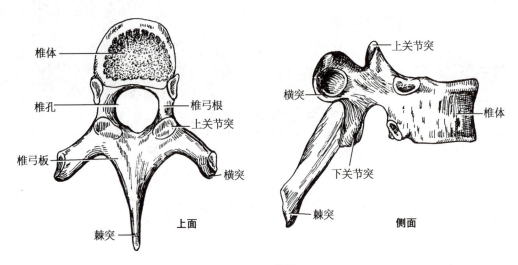

图2-5-5 椎骨

2. 颈椎的主要特征 颈椎共有7块,椎体较小,横断面呈椭圆形,横突上有横突孔,棘突较短,多分叉。第1颈椎又称寰椎(图2-5-6),呈环形,无椎体;第2颈椎又称枢椎(图2-5-7),椎体有一个突向上方的齿突;第7颈椎又称隆椎,棘突长且不分叉,易在体表摸到,是计数椎骨序数的重要标志(图2-5-8、图2-5-9)。

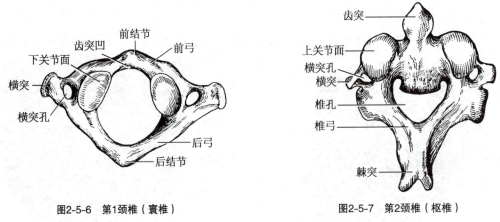

图2-5-6 第1颈椎(寰椎)　　　　　图2-5-7 第2颈椎(枢椎)

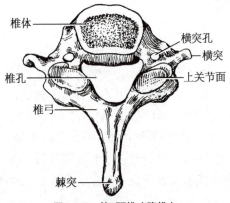

图2-5-8 第7颈椎(隆椎)

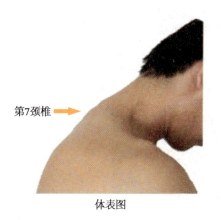
体表图

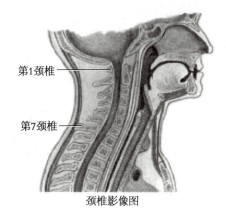
颈椎影像图

图2-5-9　颈椎体表标志

> **知识链接**
>
> **慢性劳损与颈椎病**
>
> 　　颈椎病是一类由于颈椎长期劳损、骨质增生、椎间盘脱出等原因导致脊髓、脊神经或椎动脉受压迫而出现一系列功能障碍的临床综合征。除外伤和意外，长期的慢性劳损是目前颈椎病发病的最大诱因。长期不良的工作姿势、低头玩手机、不良的睡眠体位和不正确的体育锻炼都会导致颈椎病的发生，给工作和生活带来极大困扰。适当科学的运动以及手法按摩和推拿疗法是防治颈椎病发生的有效手段。

（五）锁骨

　　锁骨位于胸廓前方的细长骨，呈"S"形。内侧2/3凸向前，外侧1/3凸向后，全长都可以在体表触及，是重要的体表骨性标志（图2-5-10）。锁骨中外侧1/3交界处是最薄弱的部位，是身体最常发生骨折的部位之一。锁骨细长且有曲线，是颈肩部审美的重要指标之一。

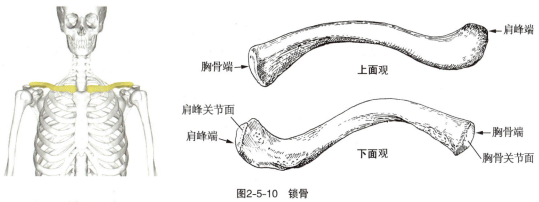

图2-5-10　锁骨

（六）锁骨上窝

　　锁骨上窝是锁骨上方凹陷的部位（图2-5-11）。锁骨弧度较大，体型较纤细的人锁骨上窝更明显。锁骨上窝也是颈肩部审美标准的一项重要指标。

(七) 胸骨上窝

胸骨上窝位于胸骨柄上方,由两侧胸锁乳突肌和胸骨柄上缘在体表围成的倒三角形凹陷(图2-5-11)。胸骨上窝正中为天突穴,按摩此处可缓解气喘、咳嗽等病症。

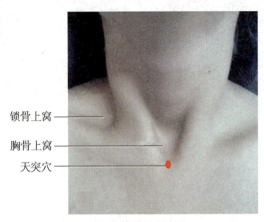

图2-5-11 锁骨上窝与胸骨上窝

> **知识链接**
>
> **锁骨(美人骨)的独特意义**
>
> 锁骨是颈与胸两部分的分界,左右对称,向两侧延展,因其独特的"S"形曲线,似展翅欲飞的蝴蝶,自古就被人称为"美人骨"。现代审美更是赋予锁骨独特的意义。一般来说,身材纤细、皮下脂肪较少的人锁骨更为明显,加上锁骨上窝的凹陷,勾勒出独特的曲线。清晰可见的一对优美而健康的锁骨能为个人的气质和形象完美加分。

四、颈肩部浅肌群

颈肩部连接头与躯干,其肌肉的分布不仅能使颈部做前、后、左、右方向的活动,还可以灵活地做旋转和环转运动,同时还能够辅助完成呼吸、发声、咀嚼、吞咽等生理功能,因此颈部肌肉分布与结构相对复杂。颈肩部肌肉分为浅、深两大肌群,这里主要介绍颈浅肌群。颈肩部的塑形和美观也与浅层肌肉的形态和结构密不可分。

1. 颈阔肌 颈阔肌位于颈前部两侧浅筋膜中,宽而薄,为皮肌。下起自胸大肌和三角肌筋膜,上止于两侧口角和下颌支下缘。颈阔肌收缩时可向外下拉口角,使颈部皮肤紧张,出现褶皱(图2-5-12)。

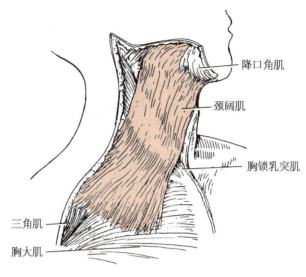

图2-5-12 颈阔肌

2. **胸锁乳突肌** 胸锁乳突肌位于颈的两外侧部,颈阔肌的深面。下起自胸骨柄和锁骨交接的胸锁关节处,上止于颞骨乳突,是固有颈部的分界线。单侧胸锁乳突肌收缩可使头转向同侧,面转向对侧;双侧同时收缩可使头后仰(图2-5-13)。

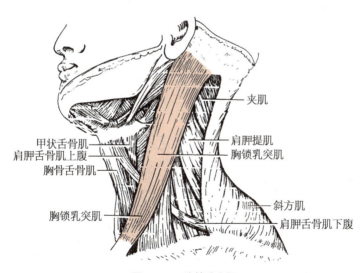

图2-5-13 胸锁乳突肌

3. **斜方肌** 斜方肌是联系颈、肩和背部的表层扁肌,其形态对颈肩部塑形和美观有较大影响。斜方肌位于项部和背上部的浅层,单侧呈扁阔三角形,两侧肌合为斜方形(以第7颈椎棘突为中心,该肌起始部的腱膜左、右两侧也呈斜方形)。斜方肌起自枕外隆突,下至第12胸椎,斜向外上方汇聚止于锁骨外侧1/3、肩峰和肩胛冈(图2-5-14)。斜方肌收缩可使肩胛骨向脊柱靠拢，亦可上提（耸肩）或下降（沉肩）肩胛骨，两侧同时收缩可使头部后仰。

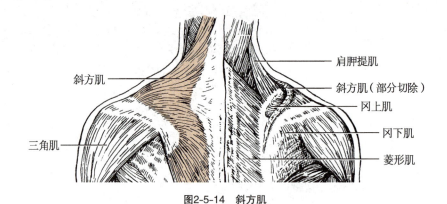

图2-5-14 斜方肌

知识链接

斜方肌与颈部美观

虽然斜方肌主要位于背部，只有上部1/3位于颈肩部，但是斜方肌对女性颈肩部美观的影响却非常大。斜方肌发达会使颈肩部的分界变得模糊，使颈部看起来短粗、溜肩，有虎背熊腰的既视感。经常使用双肩包、提重物时习惯性向肩膀借力以及引体向上等锻炼项目都会使斜方肌过度发达。科学的颈肩部肌肉拉伸辅以肌肉的按摩和放松，可有效缓解斜方肌紧张和项背部疼痛。

视频3 肩颈部按摩

知识链接

落 枕

落枕或称失枕，是一种常见现象。落枕常见的发病经过是入睡前并无任何症状，晨起后却感到项背部明显酸痛，颈部活动受限。落枕主要的原因是肌肉扭伤，如因睡眠时枕头不合适，使头颈处于过伸或过屈状态。另外，外受风寒，导致项背部气滞血瘀，也容易落枕。落枕常发作于颈部肌肉，胸锁乳突肌、斜方肌、菱形肌及肩胛提肌等会出现痉挛或压痛。通过中医按摩、理疗、拔罐等手段，配合适当的颈部运动即可治疗。

任务二　熟悉颈肩部脏器分布及体表投影

案例导入

王太太今年45岁,患慢性咽喉炎已4年。每当遇到天气寒冷或空气干燥就咳嗽不止,有时还伴有鼻涕和鼻塞。一直用药,情况也没有明显改善。请问:
(1) 王太太的发病部位的结构特点?
(2) 根据所学专业知识,你会给王太太提出什么建议?

颈部不仅是作为结构上将头和躯干连接起来的部位,功能上亦是如此。身体诸多重要功能如呼吸、消化、发声、内分泌等,都需要位于颈部的结构和器官来协助完成。肩部主要功能是参与运动,内部无重要脏器分布。本节的主要任务是聚焦位于颈部的重要脏器及这些器官在体表的投影定位。

一、位于颈部的消化系统器官

位于颈部的咽将口腔和食管连接起来,从而将摄入口中的食物进行吞咽,并沿食管运输至胃。

(一) 咽

咽是一个前后略扁的漏斗状肌性管道,位于第 1~6 颈椎前方,上端起于颅骨底面,下至第 6 颈椎下缘移行于食管,全长约 12 cm,是消化道和呼吸道的共用通道(图 2-5-15)。咽自上而下分为鼻咽、口咽和喉咽 3 个部分。

1. 鼻咽　位于咽的上部,鼻腔后方。鼻咽的两侧壁有咽鼓管咽口,通中耳鼓室。位于咽鼓管咽口附近的淋巴组织称为咽扁桃体。咽扁桃体幼儿时期发达,6~7 岁开始萎缩,10 岁以后则完全退化。

2. 口咽　位于咽的中间部、会厌软骨上缘与软腭之间,向前与口腔相通,上接鼻咽,下连喉咽。口咽外侧壁有腭扁桃体。腭扁桃体、咽扁桃体、舌扁桃体在鼻腔和口腔通咽处共同形成一个淋巴环,称为咽淋巴环,具有免疫防御功能,对消化道和呼吸道起保护作用。

3. 喉咽　位于咽的最下部,上起自会厌上缘平面,下至第 6 颈椎体下缘移行于食管,向前通喉腔。喉口的两侧各有一深窝称为梨状隐窝,常有食物残渣存留此处。

(二) 食管

食管是一前后略扁的肌性管道,上端在第 6 颈椎椎体下缘与咽相连,下行穿膈肌至腹腔与胃相连,总长约 25 cm。根据食管所经部位,食管分为颈部、胸部和腹部 3 个部分。颈部食管长约 5 cm,自起始端至平对胸骨颈静脉切迹平面(图 2-5-15)。食管全长有 3 个生理狭窄，是食管损伤、异物滞留和食管癌好发部位。

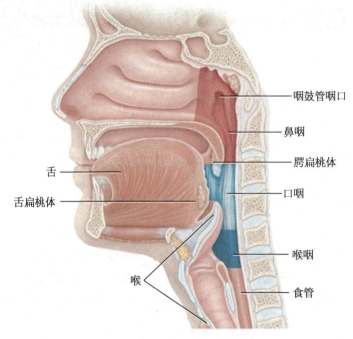

图 2-5-15　头颈部正中矢状切面

二、位于颈部的呼吸系统器官

颈部是气体进出肺部的通道，还能利用呼吸时气体震动声带从而发声。

（一）喉

成年人喉位于第 3~6 颈椎前方（图 2-5-15），主要由喉软骨和喉肌组成，不仅是呼吸时气体进出的通道，同时也是重要的发声器官。

1. **软骨**　喉由喉部的软骨作为支撑，由不成对的甲状软骨、环状软骨、会厌软骨和成对的勺状软骨构成（图 2-5-16）。

（1）会厌软骨：形似树叶，上圆下尖。会厌软骨被覆黏膜构成会厌，是喉口的活瓣。吞咽时，喉上提，会厌封闭喉口，阻止食物误入喉腔。

（2）甲状软骨：是喉软骨中最大的一块软骨，构成喉的前外侧壁。其左、右两块近似方形的软骨板在前正中线上愈合，形成的突起称为喉结，体表可触及。成年男性喉结非常明显，女性和儿童则不明显。

（3）环状软骨：位于甲状软骨下方，是咽与食管、喉与气管的分界标志。在体表可触及，因此也是气管环计数和甲状腺触诊的标志。环状软骨是唯一具有完整环形结构的软骨，对于保证呼吸道的通畅具有重要意义。

（4）勺状软骨：位于环状软骨板上缘，左右各一，呈锥体形。由低向前伸出的突起称为声带突，有声韧带附着。

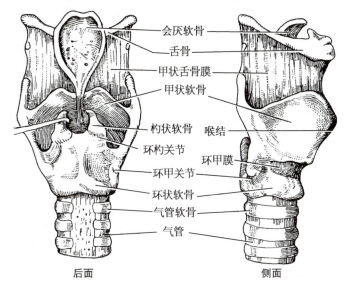

图2-5-16 喉软骨及连结

2. **喉肌** 喉肌属骨骼肌,是发声的动力器官。主要功能是紧张或松弛声带,扩大或缩小声门裂及喉口,从而发出不同的声音。

(二)气管

气管位于食管前方,其上端与喉相连,起自环状软骨下缘;其下端至胸骨角平面,分叉形成左、右主支气管。气管由16~20个"C"形透明软骨环和结缔组织构成,缺口向后,由弹性纤维和平滑肌束围成。气管全长10~12 cm,以颈静脉切迹为界分为颈部和胸部。颈部气管较短,在颈静脉切迹上方可以摸到;胸部气管较长,经颈部正中向下进入胸腔,止于胸骨角。气管切开术常在第3~5气管软骨环处施行(图2-5-17)。

(三)肺

肺是气体交换的主要器官,肺大部分位于胸腔内,只有两肺肺尖延伸至肩颈部。肺的表面被胸膜覆盖。

胸膜顶和肺尖在体表的投影:胸膜顶向上延伸至胸廓上口,覆盖在肺尖上方,高出锁骨内侧1/3上方2~3 cm;肺尖紧贴胸膜顶,体表投影与胸膜顶大致相似(图2-5-18、图2-6-16)。在针灸或臂丛麻醉时应特别注意此位置,以免损伤肺尖而导致气胸的发生。

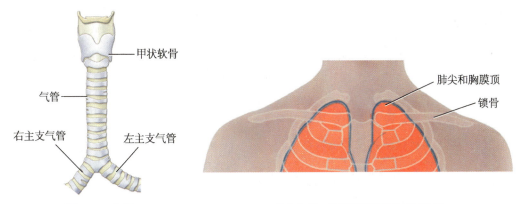

图2-5-17 气管   图2-5-18 肺尖及胸膜顶的体表投影

三、甲状腺

甲状腺是人体最大的内分泌腺，位于颈前部，红褐色，整体呈"H"形，重 30~60 g，分为左叶、右叶及中间的甲状腺峡。有半数以上的人群甲状腺峡的上缘会向上伸出长短不一的锥状叶（图 2-5-19）。甲状腺在体表位于喉结下方 2~3 cm 处。正常人甲状腺质地柔软，在体表很难摸到（图 2-5-20）。当甲状腺肿大时，可压迫喉、气管、食管等结构，导致呼吸困难、吞咽困难和声音嘶哑等症状。

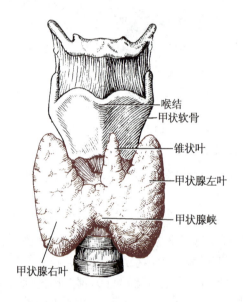

图 2-5-19　甲状腺结构（前面）

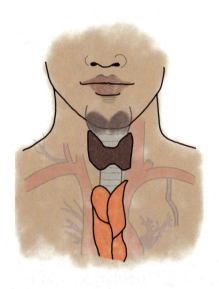

图 2-5-20　甲状腺的体表投影

任务三　熟悉颈肩部血管、淋巴及神经分布

案例导入

琪琪是学校游泳健将，为了准备比赛，最近加强了游泳训练。某日，天气炎热，训练完以后琪琪为了快速降温，还未将身体擦干便直接面向空调。第 2 天起床后发现脖子僵硬，手臂抬起困难，肩部伴有疼痛感。请问：
(1) 你觉得造成琪琪症状的原因是什么？
(2) 你该如何帮助她缓解症状？

颈部作为联系头部和躯干的唯一连接，为了保证头部的供血，会有大量的血管从颈部经过。同时，为了保证大脑指令能够准确快速的上行下达，也少不了大量神经纤维分布其中。本节任务就是要熟悉存在于颈部表层的血管、淋巴和神经通路，以及它们对颈肩部不同区域的控制范围，以便在进行颈肩部护理和保养时能够做到更精准的定位，采用更科学的方法。

一、颈肩部浅层血管

（一）颈肩部主要动脉

由心脏发出的动脉沿颈部两侧向上至头部，为头颈部的器官、组织供血。颈部动脉的畅通是保证头颈部重要器官正常工作的基础。

1. **颈总动脉**　头颈部的动脉主干是左、右颈总动脉。左颈总动脉直接起自主动脉弓，右颈总动脉起自头臂干，分别沿颈部两侧上行，在甲状软骨的上缘水平分为颈内动脉和颈外动脉（图2-4-5左图）。颈总动脉上部位置表浅，在体表可触摸到搏动。当头部大量失血时，在胸锁乳突肌前缘相当于环状软骨平面，可将颈总动脉向后内压向第6颈椎的横突前结节（颈动脉结节），进行急救止血（非紧急情况，勿用此法）。颈动脉窦是颈总动脉末端和颈内动脉起始处的膨大部分，壁内有压力感受器，能感受血压的变化。

2. **颈外动脉**　起自颈总动脉，上行穿腮腺实质至下颌颈处分支为颞浅动脉和上颌动脉两终支（图2-4-5左图）。

3. **锁骨下动脉**　位于锁骨窝内，是上肢动脉的主动脉干。左侧起自主动脉弓，右侧起自头臂干，移行为腋动脉（图2-8-12）。锁骨上窝内可摸到锁骨下动脉的搏动。锁骨下动脉主要分支有椎动脉、胸廓内动脉和甲状颈干。

（二）颈肩部主要浅静脉

1. **颈外静脉**　是颈部最大的浅静脉，沿胸锁乳突肌浅面下行，在锁骨上方穿深筋膜注入锁骨下静脉（图2-4-5右图）。主要负责收集头皮和面部的静脉血，位置表浅。

2. **颈前静脉**　是颈外静脉的属支，颈前静脉自颏下沿颈前正中线两侧下行，至胸锁乳突肌下分前缘处穿入胸骨上间隙转向外侧，并经颈肌深面汇入颈外静脉。

二、颈肩部浅淋巴结

颈部淋巴管主要负责收纳来自头颈部的淋巴，是头颈部淋巴过滤、参与免疫应答的重要场所。左侧头颈部淋巴汇入左颈干，最终通过胸导管进入左静脉角。右侧头颈部淋巴通过右颈干流向右淋巴导管汇入右静脉角。颈肩部位于身体浅层的淋巴结主要是颈外侧浅淋巴结和锁骨上淋巴结。

1. **颈外侧浅淋巴结**　位于胸锁乳突肌表面及其后缘处，沿颈外静脉排列，收纳枕淋巴结、耳后淋巴结及腮腺淋巴结引流的淋巴，其输出淋巴管注入颈外侧深淋巴结上群（图2-5-21）。

2. **锁骨上淋巴结**　沿锁骨下动脉排列。胃癌和食管癌患者，癌细胞可经胸导管转移至左锁骨上淋巴结，引起该处淋巴结肿大。

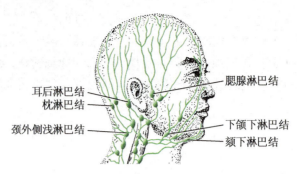

图 2-5-21 头颈部外侧浅淋巴管与淋巴结

三、颈肩部主要神经

（一）副神经

在脑神经中，副神经支配胸锁乳突肌和斜方肌。当一侧副神经损伤时，可导致该侧胸锁乳突肌瘫痪，头无力转向对侧；斜方肌瘫痪可致肩部下垂、抬肩无力。

（二）脊神经

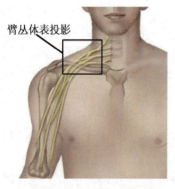

图2-5-22 臂丛分布与体表投影

在脊神经中，颈肩部结构主要受到颈丛和臂丛神经束的支配。

1. **颈丛** 由第1~4颈神经前支组成。位于胸锁乳突肌上部的深面，其分支分布于颈部、肩部、枕部和耳郭的皮肤，以及部分颈肌和膈。

2. **臂丛** 是由第5~8颈神经前支和第1胸神经前支的大部分纤维组成，经锁骨后方进入腋窝，包围腋动脉。臂丛的分支分布于上肢的肌和皮肤，以及胸部、背部浅层肌（斜方肌除外）。

臂丛的体表投影：在锁骨中点后方比较集中，相当于胸锁乳突肌后缘中、下 1/3 交界点至锁骨中、外 1/3 交界点稍内侧连线。此处位置浅表，容易摸到，常作为臂丛阻滞麻醉的部位（图 2-5-22）。

任务四　颈肩部美学观察

人体颈肩部都是可以暴露的部位，因此越来越多的爱美人士开始注重并进行颈肩部的美化和保养。本项任务就是结合人体曲线及艺术上给人的视觉表现进行颈肩部的美学观察。

一、颈部美学

(一)正常颈部形态

颈部一直被认为是人体最微妙的部位,除了有重要的连通管道,还有复杂的肌肉组织,使人的头部能够低垂、点顿、摇晃、扭动和抬起,在社交中传递各种信息。在美学观察上,颈部外露,其形态美通常与容貌美相联系,在人体美中占有比较重要的地位。

正常的颈具备以下特征:颈部略前凸,前弯距在3~5 cm。直立时两侧对称适中,长短粗细与身材比例相称,甲状腺软骨区平坦不显露,引颈时胸锁乳突肌略有突起,血管不外露。成年男性喉结突出,可随吞咽和说话而上、下移动;女性颈稍细长,平滑细腻,喉结小且位置较高,颈下部甲状腺较男性发达,所以颈部从侧面看上细下粗。女性胸锁乳突肌外显不如男性,锁骨上窝较浅。

(二)颈部美学分析

中国女性的颈部美学标准既有和世界各国女性相通的地方,也必然包含了东方人体质的特殊性。就线条而言,颈部前凸适宜,颈的粗细与头部大小和肩宽相和谐,头和颈的长度约等于身高的1/6。身高1.60 m的女性理想的颈围是31~33 cm。线条美不仅是简单的数字,更要挺拔和富有曲线美。

女性脖颈皮肤白皙、细腻,弹性好,故称"玉颈"。女性颈部的另一特征是在颈后部距乳突下3~4 cm有3条横皱纹,被人称为维纳斯项圈,这是女性颈部特有的美学表征。在艺术领域,为了增加艺术表现力和视觉冲击力等直观感受,通常将女性颈部稍稍拉长,以此来表现女性特有的曲线柔之美。因此,常用"天鹅颈"来表达对女性颈部的赞美。

> **知识链接**
>
> **天鹅颈**
>
> 天鹅颈,顾名思义,是指女性颈部如同天鹅一般纤细修长。有此颈部特征的女性给人以高贵优雅的直观感受,是女性气质的绝佳体现。天鹅颈没有固定标准,一般来说头和颈的长度约等于身高的1/6,颈部比例略长,同时颈围不超过33 cm,便会给人以颈部纤细修长之感。皮肤光滑,皮下脂肪少,同时肩部挺拔,更能增加颈部的直观美感。

男性颈部之美在于颈部的比例及颈部挺拔的肌肉线条,以此来展现男性阳刚之美。反之,会给人以怯懦、萎靡之感。

(三)影响颈部美观的因素

1. **颈纹** 随着年龄的增长,表皮会变薄,胶原含量减少,弹性纤维降解,导致皮肤弹性减退,颈纹加深。

2. 脂肪堆积 颏的皮下脂肪容易堆积，使颈部看起来臃肿短粗，俗称"双下巴"。中老年人因皮肤的老化而松弛，同时因重力作用而下垂，在颈部皮下组织、颈阔肌及其深层形成纤维组织带，呈现蹼状，在吞咽和抬头时更为明显。

3. 不良习惯和疾病 不良的生活和工作习惯会导致颈部骨骼异常，皮下脂肪堆积，从而出现颈部的异常形态。某些疾病也会造成颈部结构异常，影响颈部美观。常见的颈部不良形态如下。

（1）短粗颈：多见于肥胖体型或颈部肌肉特别发达的人群。颈部肌肉发达，尤其是斜方肌发达，皮下脂肪较厚，颈椎长度较短，使头、颈、胸之间的节奏感减弱（图2-5-23）。减肥治疗或颈部肌肉放松有益于短粗颈的形态改善。

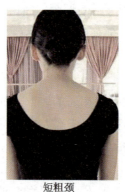
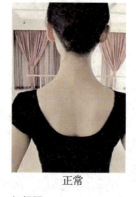

短粗颈　　　　　　　正常

图2-5-23　短粗颈

（2）探颈：是比较常见的颈部不良形态，多于颈椎外伤、颈椎发育异常、颈部肌肉神经病变或先天性驼背的人群。颈部骨骼和肌肉的异常发育使颈部向前探出（图2-5-24）。儿童或青少年先天性驼背而引起的探颈可通过科学的训练而得到纠正。后天病理性原因导致的可通过去除病因而得以恢复。

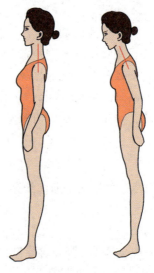

图2-5-24　探颈

(3)斜颈:临床上较多见,主要是单侧骨骼、肌肉或神经因素所致(图2-5-25)。

(4)仰颈:多见于颈椎和颈后软组织疾病患者,该类患者颈部呈后仰状态。

(5)缩颈:常见于短颈或习惯性耸肩,表现为颈部不舒展。科学的形体训练和推拿按摩可以改善缩颈。

(6)蹼颈:多见于女性颈部双侧皮肤蹼状畸形(图2-5-26)。病因可为单纯性皮肤松弛而出现蹼颈,也有可能是先天性遗传疾病所致。通过美容外科手术可得到纠正。

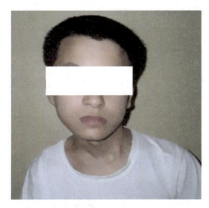
图2-5-25　斜颈

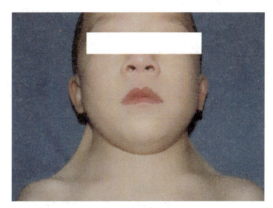
图2-5-26　蹼颈

二、肩部美学

(一)正常的肩部形态

肩部主要由肩关节、锁骨、肩胛骨及其周围所属韧带、肌肉构成,是上肢与躯干间的连接部,其向两侧的自然隆起是构成整体和谐美感的重要部分。

肩部正常形态的形成,首先是由前方的锁骨和后方的肩胛骨支撑。锁骨的方向近于水平向外并向后,只在耸肩时由于斜方肌的收缩而向上抬起。锁骨的大小和形状随性别稍有不同。一般男性锁骨的前曲度较女性约大1倍,长度亦长;锁骨的肩峰端与胸骨端在同一水平或略高于后者,女性的肩峰端则比胸骨端低。

肩关节是人体最灵活的关节之一。肩关节的韧带较薄弱,关节囊松弛,对关节的稳定作用较小。肩关节的稳定性主要取决于其周围肌肉的强度,尤其是三角肌,既是肩关节外展的主要肌肉,又对维持肩部外形起着很重要的作用。肩部的外形即肩形,是衡量一个人是否健美的标志之一。常将正常肩形分为以下4种类型。

(1)健壮型:三角肌轮廓清晰可见,当肩关节外展时,轮廓尤为明显。

(2)圆润型:肌肉及骨的轮廓不明显,肩部圆滑丰满。

(3)平滑型:骨骼轮廓清晰,肌肉轮廓隐约可见。

(4)瘦弱型:各骨骼轮廓清晰可见,缺乏皮下脂肪,当肩外展时肌肉轮廓并不明显。

(二)肩部的美学分析

健美的肩部应具备以下特征:①肩型为健壮型;②左、右肩部对称;③肩宽比例合适;④肩关节活动自如。

厚实刚强的肩部是体现男性伟岸健硕、男子雄风的重要标志，因此男性肩部以宽而厚为美。女性肩部受到现代审美影响，多以纤细的肩部为美，有明显的锁骨和肩窝的线条。无论男女，挺拔的肩部都能给人以积极健康的形象。肩部宽度与身体以及与头颈部的比例也是肩部美学的重要体现。肩宽是指人体左、右肩峰点之间的直线距离。身高肩宽指数（X）可以作为区分肩形的标准（表 2-5-1）。

$$身高肩宽指数 =（肩宽 / 身高）\times 100$$

表2-5-1　身高肩宽指数与肩形类型

肩形类别	男	女
窄肩形	X<22.0	X<21.5
中肩形	22.0 ≤ X ≤ 23.0	21.5 ≤ X ≤ 22.5
宽肩形	X>23.0	X>22.5

（三）影响肩部美观因素

颈肩部骨骼、肌肉、神经病变及不良生活习惯都会影响肩部的美观。常见的不良肩形态如下。

1. **方肩**　又称"平坦肩"，是肩关节及其肌肉病变的体征之一。肩部失去正常圆形膨隆的外观，如削平成直角，则为方肩（图 2-5-27）。多见于肩关节脱位及肩肌萎缩，是肩关节脱位的典型体征。腋神经损伤或脊髓灰质炎引起三角肌萎缩时，肩峰相对突出，也可呈现方肩畸形。

2. **溜肩**　是指人体肩部与颈部的角度较大。主要原因有肩部的锁骨和肩胛骨周围附着的各种肌肉群不发达、无力，使锁骨和肩胛骨远端下垂（图 2-5-27）。是青少年中较常见的一种现象。只要加强锻炼，采用适当的方法就可以矫正。

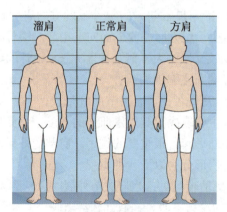

图2-5-27　肩部类型

3. **高低肩**　是由于不正确的负重姿势，或者长期单侧肩用力导致人体两肩不一样高的现象。高低肩的实质是脊柱弯曲畸形。可以用科学的形体训练配合手法矫正异常的脊椎。

4. **耸肩**　两肩部向胸前上方汇聚，使颈肩距离变窄。耸肩多伴有驼背和含胸，多是由于不良姿势引起。可通过训练和肌肉按摩放松加以矫正。

复习思考题

一、名词解释
1. 胸锁乳突肌　　2. 甲状软骨　　3. 锁骨上窝

二、填空题
1. 颈部主要分区为_____和_____。
2. 可使肩关节外展的肌肉为_____。
3. 可作为脊椎计数标志的是第_____颈椎，又叫作_____。
4. 位于颈部的人体最大的内分泌腺是_____。
5. 作为呼吸道和消化道的共用通道，可将咽分为_____、_____和_____。

三、选择题
1. 在体表可以摸到搏动的血管是（　　）
   A. 颈总动脉　　B. 颈内动脉　　C. 锁骨下静脉　　D. 颈外静脉　　E. 颈前静脉
2. 喉结是由下列哪块软骨构成的（　　）
   A. 环状软骨　　B. 甲状软骨　　C. 会厌软骨　　D. 勺状软骨　　E. 气管软骨
3. 位于颈部的浅层淋巴结为（　　）
   A. 枕淋巴结　　B. 腮腺淋巴结　　C. 颈外侧浅淋巴结　　D. 颏下淋巴结　　E. 腋淋巴结
4. 异常颈部形态不包括（　　）
   A. 探颈　　B. 仰颈　　C. 蹼颈　　D. 纤细颈　　E. 短粗颈

四、判断正误
1. 固有颈部分为颈前区、胸锁乳突区和颈后区。（　　）
2. 一侧胸锁乳突肌收缩可使头面转向同侧。（　　）
3. 男性锁骨的前曲度较女性明显小1倍，但长度比女性的长。（　　）
4. 肩关节由锁骨和肩胛骨构成。（　　）
5. "双下巴"是因为颏的皮下脂肪容易堆积，使颈部看起来臃肿短粗。（　　）
6. 臂丛的体表投影位于胸锁乳突肌后缘中、下1/3交界点至锁骨中、外1/3交点稍内侧连线。（　　）

五、简答题
1. 喉软骨的组成及特点。
2. 颈部皮肤在日常护理中的注意事项。
3. 简述男性女性审美差异。
4. 简述异常的肩部形态。

（吕秉华）

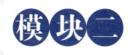

美容局部应用解剖

单元六 胸腹部大体结构

(1) 能辨认胸部、腹部的浅表解剖结构及体表标志，指出胸部、腹部内脏器官的位置及体表投影。
(2) 知道女性乳房的位置、形态、结构特点及淋巴回流；知道女性生殖器官的结构特点、功能，能阐述月经周期的分期及形成原因。
(3) 能阐述健美乳房、健美腹部，正确判断异常乳房。

任务一 熟悉胸部浅表解剖结构

情景导入

顾客张小姐，最近工作繁忙，感觉身体疲惫，到美容院做按摩放松。作为美容师的你，在给张小姐做胸部按摩时，请问：
(1) 胸部皮肤有什么特点？
(2) 按摩时你能否辨认并指出胸部前面的重要结构及体表标志？

胸部位于颈部与腹部之间，是身体最宽阔的部分。胸部以胸廓为支架，其外附着皮肤、筋膜、肌肉、血管、神经等软组织一起构成胸壁。

一、胸廓

1. 胸廓的组成 胸廓由 1 块胸骨、12 对肋、12 块胸椎及它们之间的连结共同组成。胸廓的内腔，称为胸腔，其中容纳心脏、大血管、肺、气管、食管等重要脏器。

2. 胸廓的形态 正常成人胸廓呈上窄下宽、前后略扁平的圆锥形。上部狭小与颈部相连，下部宽阔与腹部相连。左右径长，前后径短，两者之比约为 4∶3（图 2-6-1）。胸廓的大小和形状与性别、年龄和健康状况有关。在某些病理情况下，胸廓可出现畸形，如扁平胸、桶状胸、鸡胸、漏斗胸等（图2-6-2）。

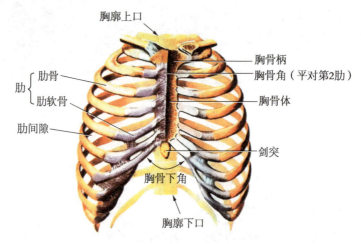

图2-6-1　胸廓（前面观）

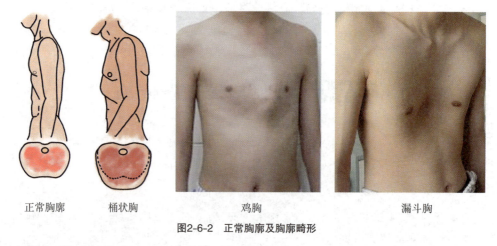

图2-6-2　正常胸廓及胸廓畸形

3. **胸廓的功能**　胸廓除了具有支持和保护胸腔脏器的功能外，还参与呼吸运动。

二、胸壁软组织

胸壁软组织的浅层结构包括皮肤、浅筋膜、乳房，深层结构包括深筋膜、肌层。

1. **皮肤**　胸部的皮肤较薄，各个部位厚度不一，以乳头、胸骨前面和两侧部最薄。
2. **浅筋膜**　胸部的浅筋膜为皮下的一层蜂窝组织，内含脂肪、浅血管、淋巴管、皮神经和乳腺。其厚度差异很大，与部位、性别、年龄、营养状况及个体发育情况有关，一般胸前外侧区的脂肪组织较厚，胸骨前面较薄。

三、胸部体表标志

胸部前面有胸骨、肋、锁骨、胸大肌等结构。在胸部表面能看到或者触摸到许多骨性标志或肌性标志。

(一)骨性标志及相关结构

1. 胸骨与胸骨角 胸骨是位于胸前壁正中的扁骨,分胸骨柄、胸骨体、剑突3个部分(图2-6-3)。胸骨柄与胸骨体连接处微向前凸,可在体表扪到一横行隆起,称为胸骨角。一般成人的颈静脉切迹到胸骨角的距离约为3横指。胸骨角平对第2肋(图2-6-1),常作为胸前壁计数肋骨的重要标志。

2. 剑突 位于胸骨体的下方,两肋弓的夹角处,下端游离(图2-6-1)。

3. 颈静脉切迹 为胸骨柄上缘的凹陷。

4. 锁骨上窝及锁骨下窝 锁骨位于颈、胸交界处,呈"S"形弯曲,全长均可触及。在锁骨的中、外1/3交界处的凹窝为锁骨下窝。该窝深处有腋血管和臂丛通过(图2-6-4)。

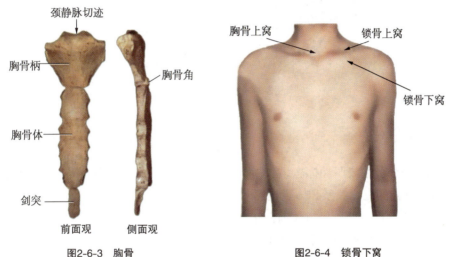

图2-6-3 胸骨　　　　　图2-6-4 锁骨下窝

5. 肋和肋间隙 肋呈弓形,由肋骨和肋软骨两部分组成,共12对(图2-6-1)。第1~7对肋前端直接与胸骨相连,称为真肋;第8~10对肋前端借助肋软骨依次连于上一肋软骨的下缘,间接与胸骨相连,称为假肋,并形成肋弓,在体表可扪及;第11~12对肋前端游离,不与胸骨相连。在锁骨下方、平胸骨角处可摸到第2肋,依次往下可计数其他肋。

肋与肋之间的间隙称为肋间隙。肋间隙的宽窄不一,内有肋间肌、肋间神经和血管等。肋和肋间隙可作为胸、腹腔脏器的定位标志。另外,在暴力作用下,肋可发生骨折,其断端向内可刺伤肋间神经和血管,甚至穿破肺,引起血胸、气胸或肺不张等,胸部按摩时也应注意力度。

6. 肋弓和胸骨下角 自剑突两侧向外下可触及肋弓,是肝、脾触诊的标志。两侧肋弓与剑突共同围成胸骨下角(图2-6-1)。

(二)肌性标志

1. 胸大肌 位于胸前壁上部浅层,覆盖胸前壁的大部分,呈扇形,宽而厚,发达者体表可见明显轮廓(图2-6-5)。胸大肌可使臂内收和旋内,若上肢固定可上提躯干,也可协助吸气。

2. **肋间肌** 位于肋间隙内。浅层称为肋间外肌，肌束向前下，可上提肋助吸气；深层称为肋间内肌，肌束行向前上，可降肋助呼气。

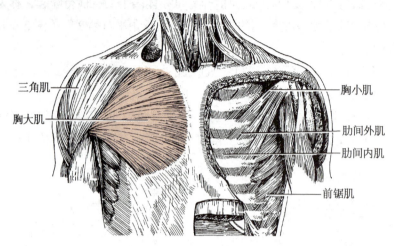

图2-6-5 胸大肌及肋间肌

四、胸部标志线

常可利用一些骨性或肌性标志，在胸部表面确定若干标志线，对胸部作比较准确的定位，便于表示胸部脏器的位置关系和体表投影（图2-6-6）。

1. **前、后正中线** 分别沿身体前面正中、后面正中所作的垂直线。
2. **锁骨中线** 是通过锁骨中点所作的垂直线。在男性相当于经乳头所作的垂直线。
3. **腋前线、腋后线、腋中线** 3线分别为经过腋前襞、腋后襞及两者中点所作的垂直线。
4. **肩胛线** 经肩胛骨下角所作的垂直线。

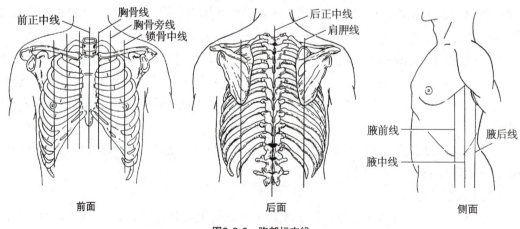

图2-6-6 胸部标志线

任务二　熟悉女性乳房结构特点

情景导入

顾客张女士，30 岁，目前孩子 2 岁。发现自己生完孩子后乳房有松弛和下垂现象，到美容院要求做乳房护理。美容师小李观察后发现张女士的乳房大小适中，有轻度下垂，乳头乳晕棕褐色，无乳头内陷。请问：
（1）正常乳房的位置和形状。
（2）乳房的主要结构及特点。
（3）如何判断健美乳房和异常乳房？

乳房为哺乳的器官，是女性的第二性征。女性在进入青春期后开始生长发育，并随月经周期发生变化。妊娠期和哺乳期乳房迅速发育增大，乳头乳晕着色加深，并有分泌活动。

一、乳房位置

女性乳房位于胸前壁，胸大肌及其筋膜表面，于第 2~6 肋之间，内侧至胸骨旁线，外侧可接近或达腋中线。

二、乳房形态

乳房外形与年龄、发育及妊娠密切相关。青春发育期前，乳房发育小；成年、未孕、未哺乳的女性，乳房多呈半球形；妊娠期和哺乳期明显增大，停止哺乳后会变小；老年后乳房萎缩且皮肤松弛，乳房下垂。

乳房中央的突起为乳头。男性乳头位置较为恒定，多位于第 4 肋间隙与锁骨中线的交点，可作为定位的标志；女性由于乳房发育的缘故，乳头位置可稍向下或者稍偏外。乳头周围环形的色素沉着区称为乳晕（图 2-6-7），在妊娠期和哺乳期其颜色会加深和扩大。乳晕表面有许多小隆起，其深面为乳晕腺，可分泌脂质滋润乳头，使之不易皲裂。

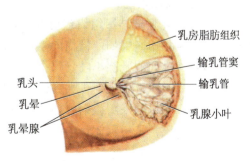

图 2-6-7　女性乳房形态
（引自：梅唯奇，桂勤. 正常人体学基础. 北京：北京大学出版社，2010）

三、乳房的分区

为了防止检查时遗漏，通常将乳房人为地进行分区。从乳头为中心分别划十字线，将乳房分为内上、内下、外上、外下4个象限，再加上乳头、乳晕为中央区，共划分为5个区域（图2-6-8）。

四、乳房的结构

乳房主要由皮肤、脂肪、乳腺和韧带构成（图2-6-9）。

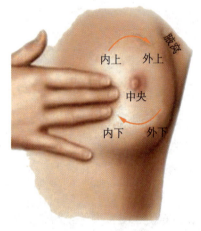

图2-6-8 乳房分区

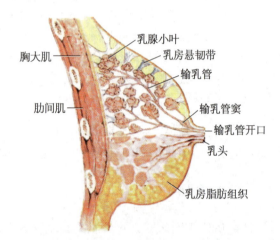

图2-6-9 女性乳房结构（矢状切面）

（引自：梅唯奇，桂勤．正常人体学基础．北京：北京大学出版社，2010）

1. **皮肤** 乳房皮肤薄而细腻。由于乳头和乳晕的皮肤较薄，故易受损伤引起感染。哺乳期尤应注意保护，防止乳头皲裂、乳头炎或乳晕下脓肿。

2. **脂肪** 皮肤深面为一层含脂肪的结缔组织，包绕在乳腺体周围。脂肪的多少是决定乳房大小的重要因素之一。

3. **乳腺** 乳腺被结缔组织包绕并分隔为15~20个乳腺叶，每叶又分为若干乳腺小叶。人类乳房的矢状切面犹如一棵横向生长的树，其"根"就是乳头，而"树冠"则是分支众多的呈辐射状排列的乳腺小叶。每个乳腺叶都有一条排泄管，称为输乳管，以乳头为中心呈放射状排列，在近乳头处扩大为输乳管窦，并开口于乳头（图2-6-9）。故当乳腺脓肿需切开引流时，应尽量采用放射状切口，以减少破坏输乳管和乳腺组织。乳腺的发育过程受雌激素影响。正常乳房腺体最多的是外上区，此处发生疾病的概率也最高，检查乳房时对此区域一定倍加注意。

> **知识链接**
>
> **乳房的大小与泌乳的多少成正比吗?**
>
> 乳房是女性性成熟的重要标志,也是分泌乳汁、哺育后代的器官。有人认为,乳房大其乳汁应该分泌多,这个观点正确吗?生活中可以观察到,有的产妇乳房很大,但却没有多少乳汁;有的乳房很小,但乳汁却很充足,甚至孩子都吃不完。这是为什么呢?乳房主要由脂肪和乳腺组成,脂肪的多少是决定乳房大小的重要因素之一,而只有腺体才有分泌乳汁的作用。因此,就算你的乳房较大,如果能分泌乳汁的腺体很少,那也不会分泌太多的乳汁;相反,如果你乳房较小,只要分泌乳汁的腺体较多,那也可能分泌较多乳汁。当然,泌乳的多少还与很多其他因素有关,如产妇的睡眠、心情、营养、喂哺方式、哺乳次数和哺乳时间长短等。所以,乳房的大小与泌乳的多少没有直接的关系。

4. **韧带** 乳腺叶之间的结缔组织中有许多纤维束,无伸展性,其一端连于皮肤及浅筋膜,另一端连于胸肌筋膜,对乳腺起到固定和悬吊作用,称为乳房悬韧带(或称 Cooper 韧带),是影响乳房坚挺与否的主要因素(图 2-6-9)。当发生乳腺癌时,肿瘤细胞可堵塞皮下淋巴管,造成淋巴回流受阻,可出现局部皮肤淋巴水肿;另外,肿瘤组织也可推挤或侵犯乳房悬韧带,使皮肤表面产生许多小凹陷,呈"橘皮样"外观,是乳腺癌的早期体征之一。

> **知识链接**
>
> **乳腺疾病与乳房的自我检查**
>
> 乳腺增生是女性常见的乳房良性疾病,与雌激素的相对增多密切相关。主要表现为乳房疼痛和结节。一般月经前乳房胀痛明显,月经后减轻或消失。乳房内还可触诊条索状、片块状或囊性结节。
>
> 乳腺癌是乳腺的恶性肿瘤,在我国位居女性恶性肿瘤的首位。表现为乳腺内质地坚硬的肿块,边界不清,推之不活动,多数无压痛,短期内增大明显,或伴腋窝淋巴结或锁骨上淋巴结肿大,或伴乳头内陷,乳房皮肤呈"橘皮样"改变。
>
> 为了及时发现乳腺的异常,女性应学习和掌握乳房自我检查方法,养成每月 1 次的乳房自查习惯。自查最佳时间应选择在月经过后或两次月经的间期,此时乳房比较松软,无胀痛,容易发现异常。已绝经的妇女,可选择每月固定的时间进行乳房自查。自查中如发现异常,应及时去医院就诊和治疗。

五、乳房的血管及淋巴回流

乳房内含有丰富的血管、淋巴管和神经。血管和淋巴管的主要功能是供给养分和排除废物。神经主要分布于乳头和乳房皮肤上,可感知外界的刺激。

1. **乳房的血管** 有动脉和静脉系统。乳房的静脉可通过浅、深两个静脉系统引流。其中,深静脉有3条血流途径经上腔静脉进入肺,是乳腺癌发生肺转移的主要途径。

2. **乳房的淋巴回流** 乳房的淋巴管网非常丰富,主要分布于乳房皮肤和乳腺实质内,分为浅、深两组,两组之间有广泛吻合,左、右两侧乳房淋巴管之间、与其他部位的淋巴管之间也有沟通。乳房淋巴的主要引流途径是腋窝淋巴结(图2-6-10)。乳腺癌患者1/3以上有腋窝淋巴结转移,转移初期可出现同侧腋窝淋巴结肿大。其次是胸骨旁淋巴结,它们都是乳腺癌转移的第一站淋巴结。此外,一侧乳房的淋巴可流向对侧乳房,因此一侧乳房癌可转移至对侧。少数还可引流至锁骨上淋巴结、膈下淋巴结等。

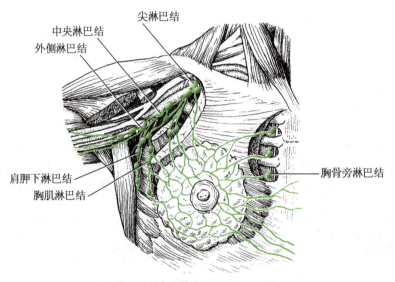

图2-6-10 腋窝淋巴结及淋巴回流

六、乳房的类型

女性乳房的大小、形态和前突程度因人而异,成年女性乳房,主要有以下6种类型,即圆盘型、半球型、圆锥型、挺立型、下倾型、悬垂型(图2-6-11)。

七、乳房的美学观察

乳房是女性形体美的特征,乳房曲线显示了女性特有的健美体型,使女性具有独特魅力。每个女性都渴望有一对完美的乳房,但并非所有女性能真正了解乳房之美。有的女性想尽一切办法去丰胸,一味地追求硕大乳房,认为乳房丰满够大就是美,其实这是一种错误的认识。乳房的大小要与个人身材、体型等因素协调,才称得上是美。中国女性属于东方女性,相对于欧美女性而言,体型比较纤细,过分肥大的乳房可能破坏东方女性的整体美及形体美。因此,应该正确理解丰乳的概念,并用科学的方法塑造完美乳房。

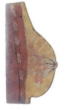 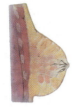 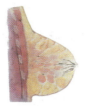 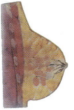 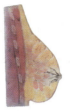 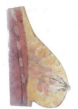

圆盘型　　　　半球型　　　　圆锥型　　　　挺立型　　　　下倾型　　　　悬垂型

图2-6-11　乳房的分型

（引自：王向义．美容局部解剖学．第2版．北京：人民卫生出版社，2010）

那么，什么样的乳房才是美呢？根据对中国女性乳房的观察和测量，东方人成年未哺乳女性乳房美的标准如下。

（1）外形挺拔、丰满、匀称，呈半球形。

（2）质地柔软而富有弹性。

（3）位于胸前第2~6肋之间，胸骨缘与腋前线之间。

（4）乳头突出呈圆柱状，乳头位置位于锁骨中线第4~5肋，两侧乳头间距20~25 cm。

（5）乳晕清晰，直径4~5 cm。未婚育者呈棕红色或玫瑰色，生育后呈棕褐色。

（6）乳房的底部直径平均为12~16 cm，乳房基底部至乳头的高度平均为6~8 cm。

（7）乳房两侧对称，大小在平均范围内，与体型成比例。

知识链接

乳晕淡化

胸部问题一直是女性最为关注的问题，而乳晕随女性的年龄增长、生理和身体状况不同也会发生变化。乳晕颜色变深，给很多女性造成困扰，感觉不够好看而难以接受，因此会寻求医疗美容手段来淡化乳晕。目前淡化乳晕的方法主要有激光淡乳晕法与美白产品漂白法两种方式。

八、乳房的异常

1. 小乳症　多数为先天性乳腺发育不全，可采用隆乳术矫正。

2. 巨乳症　多为先天性。严重的乳房肥大可能是腺体、脂肪、皮肤组织均过度发育，也可仅为脂肪过多，而腺体并不肥大，常伴有乳房下垂。可通过乳房缩小整形术矫正。

3. 乳房下垂　主要原因是乳房过度肥大、减肥后松弛或者老年后乳房腺体萎缩而下垂。

4. 乳房不对称　有大小不对称和位置不对称，多数表现为不等大。有先天因素，也有后天因素。两侧乳房稍有大小、形态的不一致，并无大碍，无需特别处理。然而，明显的两侧不对称，特别是一侧小乳房，一侧巨乳，则是一种罕见的先天性畸形，可通过隆乳术和乳房缩小术矫正。

5. **乳房缺失**　有先天性乳房缺失，也有乳房切除术后缺失，如乳腺癌根治术后。一侧乳房缺损及胸壁畸形，可以通过手术再造乳房。

6. **多乳房**　凡乳房数目多于2个都属于多乳房。正常以外的乳房又称为副乳，其大小不定。副乳常见的位置在正常乳房的外上方靠近腋窝处。此处副乳多只有腺体而无乳头乳晕，可根据具体情况手术切除。

7. **乳头内陷**　乳头内陷多为先天性因素造成。通常为双侧，亦可仅发生于一侧。乳头内陷不仅影响乳房外形美观，哺乳期又使婴儿难以吸吮乳汁，可影响哺乳。根据具体情况，可通过手法牵拉、器械吸引或者手术矫正治疗。

> **知识链接**
>
> **隆乳术**
>
> 乳房是女性形体美的特征，乳房曲线具有独特的魅力。但并不是每个女人都有傲人的女性胸峰曲线。部分女性由于乳房发育不良而胸部平坦，从而产生自卑感，特别渴望能采用有效的丰胸方法改善这种情况。隆乳术可以帮助她们消除自卑，增强自信心！目前隆乳术的方式方法很多，但以硅胶假体植入法的应用最为常用。乳房假体可放置在乳房后间隙或者胸大肌后间隙，两个位置的植入各有优缺点。
>
> （1）乳房后间隙：乳房假体植入此间隙，手术简单，损伤小，乳房位置、外观形态均很自然。但硅胶假体易破裂，且包膜挛缩发生率较高，包膜挛缩后可使乳房手感变硬。
>
> （2）胸大肌后间隙：将乳房假体植入此间隙，可减少假体破损和包膜挛缩的机会，但手术中损伤较大，且出血较多。目前这种术式应用最多。

任务三　了解胸部内脏器官及体表投影

问题导入

（1）胸腔内有哪些重要的内脏器官？

（2）这些器官的位置及体表投影在哪里？

胸腔内有心、肺、气管等脏器（图2-6-12）。

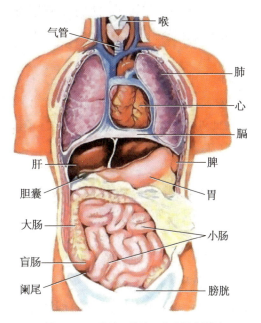

图2-6-12　胸腔、腹腔、盆腔器官位置

一、心

心脏有节律的搏动，有泵血的功能，是推动血液循环的动力器官（图2-6-13）。

（一）心的位置

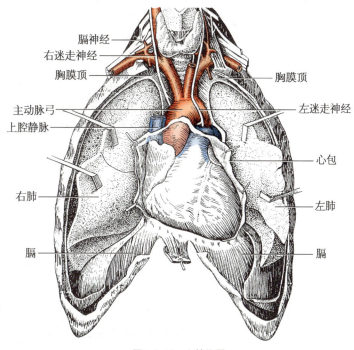

图2-6-13　心的位置

心位于胸腔纵隔内，约 2/3 位于正中线的左侧，1/3 位于正中线的右侧（图 2-6-13）。心的后方平第 5~8 胸椎，与食管和胸主动脉相邻；心两侧与胸膜和肺相邻；心下方与膈相贴；上方与出入心的大血管相连。心的长轴呈斜向，与人体正中线构成 45°角。

（二）心的外形

心呈前后略扁的倒置圆锥形，其大小相当于本人的拳头，有一尖（心尖）一底（心底）。

1. 心尖　心尖钝圆，朝向左前下方，与左胸前壁相贴，其体表投影在左侧第 5 肋间隙、左锁骨中线内侧 1~2 cm 处。在此处可以看到或触及心尖搏动（图 2-6-14）。

2. 心底　心底部朝向右后上方，与出入心的大血管相连。

（三）心的体表投影

1. 心的体表投影　可用胸前壁 4 点及其连线表示（图 2-6-14）。

（1）左上点：左侧第 2 肋软骨下缘，距胸骨左缘约 1.2 cm 处。

（2）右上点：右侧第 3 肋软骨上缘，距胸骨右缘约 1 cm 处。

（3）左下点（心尖）：左侧第 5 肋间隙，左锁骨中线内侧 1~2 cm（或距前正中线 7~9 cm）处。

(4) 右下点：右侧第 6 胸肋关节处。

2. 心的境界　左、右上点弧形连线为心上界；左、右下点弧形连线为心下界；右上、下点弧形连线为心右界；左上、下点弧形连线为心左界。

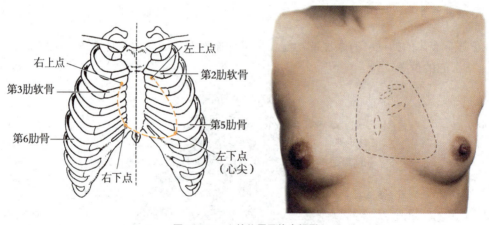

图 2-6-14　心的位置及体表投影

二、肺

肺位于胸腔内，纵隔的两侧，膈的上方，左、右各一。

肺呈圆锥形，有一尖（肺尖）一底（肺底）（图 2-6-15）。

1. 肺尖及体表投影　肺尖即肺的上端，钝圆，向上经胸廓上口突入颈根部，高出锁骨内侧 1/3 上方 2~3 cm，相当于第 7 颈椎棘突的高度（图 2-6-16）。

2. 肺底及体表投影　肺底在膈上面，略向上呈半月形凹陷。两肺下缘的体表投影相同（图 2-6-16）。平静呼吸时，肺下缘及胸膜下界的体表投影如表 2-6-1。当深呼吸时，两肺下缘均可向上、下移动 2~3 cm，临床称为肺缘移动度。

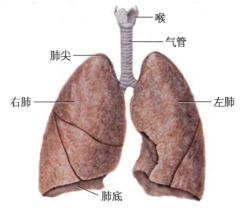

图2-6-15 肺和气管

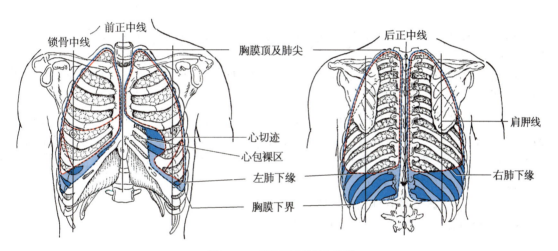

图2-6-16 肺和胸膜的体表投影

表2-6-1 肺下缘及胸膜下界的体表投影

部位	锁骨中线	腋中线	肩胛线	后正中线旁
肺下缘	第6肋	第8肋	第10肋	第11胸椎棘突外侧
胸膜下界	第8肋	第10肋	第11肋	第12胸椎棘突外侧

三、气管

气管与主支气管是连接在喉与肺之间的通气管道（图2-5-17），管壁均由"C"形的透明软骨、平滑肌和结缔组织等构成（详见本书模块二单元二颈肩部大体结构任务二的相关内容）。

任务四 熟悉腹部浅表解剖结构

案例导入

顾客张小姐,最近工作繁忙,感觉身体疲累,到美容院做按摩放松。作为美容师的你,在给张小姐做腹部按摩时,请问:
(1) 腹部皮肤有什么特点?
(2) 按摩时你能否辨认并指出腹部前面的重要结构及体表标志?

一、腹部及腹部分区

腹部位于胸廓和骨盆之间,包括腹壁、腹膜腔和脏器。腹壁又以腋后线为界,分为腹前外侧壁和腹后壁。

为了便于描述和确定腹腔脏器的位置,通常将腹部划分为若干区,较常用的有以下两种分区方法。

1. 九分区法 通过两条横线和两条竖线将腹部划分为 9 个区。通过两侧肋弓下缘最低点的连线为上水平线,通过两侧髂结节的连线为下水平线,再分别经过两侧腹股沟韧带的中点作两条垂直线。9 区分别为:腹上区和左、右季肋区,脐区和左、右腹外侧区,腹下区(耻区)和左、右髂区(图 2-6-17)。

2. 四分区法 通过脐分别划"十字"线,将腹部分为左上腹、右上腹、左下腹、右下腹 4 个区(图 2-6-17)。

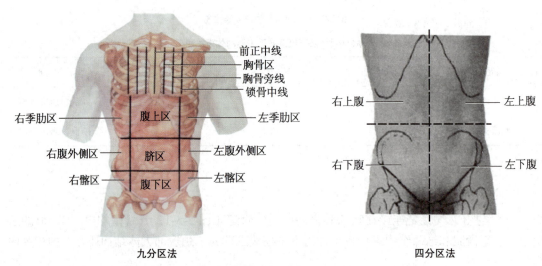

图 2-6-17 腹部分区

(引自:王向义. 美容局部解剖学. 第2版. 北京:人民卫生出版社,2010)

二、腹部皮肤特点

腹前外侧壁的皮肤较薄,厚 2~4 mm,柔软娇嫩,血供丰富,故手术后切口易愈合,也不易发生感染。由于真皮内富含胶原纤维和弹性纤维,故皮肤富有弹性和延展性;再加上面积广大,血管丰富,移动性好,位置隐蔽不易外露等特点。因此,腹前外侧区皮肤成为现代美容术中皮肤移植的良好供皮区。

女性妊娠后,腹壁高度膨隆,皮肤的胶原纤维与弹性纤维损伤断裂,腹部皮肤变薄变细,出现一些宽窄不同、长短不一的粉红色或紫红色的花纹,分娩后这些花纹会逐渐消失,留下白色或银白色有光泽的瘢痕线纹,称为妊娠纹(图 2-6-18)。妊娠纹主要出现在腹壁上,也可能出现在身体其他部位。肥胖者腹部有时候也能见到,严重影响了女性的腹部美观和身心健康。

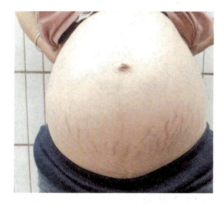 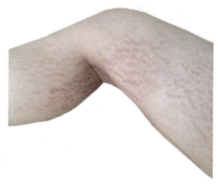

图2-6-18 妊娠纹(腹部和腿部)

知识链接

妊娠纹的预防和治疗

妊娠纹影响女性的腹部美观和身心健康。避免妊娠纹应从平时的保养开始,注意孕前和孕后的保健工作,具体可以从以下几个方面做起:①均衡饮食,怀孕期间应补充丰富的维生素及矿物质。由于胶原纤维本身是蛋白质所构成,所以可以多摄入富含蛋白质的食物。②控制体重增长,妊娠 12 周前体重无明显变化,以后每周不应超过 500 g,足月时总体重增加不宜超过 12.5 kg。③使用托腹带,可以承担腹部的重力负担,减缓皮肤过度的延展拉扯。④注意锻炼身体,坚持冷水擦浴,增强皮肤弹性。⑤应用腹部护肤品,护肤品可以是专门针对妊娠纹设计的油状或膏状产品,也可以是橄榄油等,并坚持每天涂抹和适度按摩。

三、腹部体表标志

为了便于描述腹壁或腹腔内某些结构、脏器的位置及形态，常以腹部表面看到及触摸到的骨性或肌性结构作为体表标志；另外，腹部表面的某些点、线、角、窝等也可作为投影点进行器官定位。

（一）腹部骨性标志

骨盆由骶骨、尾骨和左右髋骨连结而成（图2-6-19）。

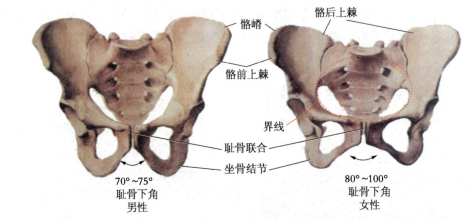

图2-6-19 骨盆构成及骨性标志

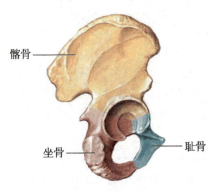

图2-6-20 右髋骨（外侧面）

髋骨有左、右两块，属于不规则骨，由髂骨、耻骨和坐骨3块骨融合而成（图2-6-20）。髋骨上有髂嵴、髂前上棘、髂后上棘、坐骨结节、耻骨联合等重要骨性标志，均可以在体表扪及。

1. **髂嵴** 髋骨的上部为髂骨，髂骨的上缘称为髂嵴（图2-6-19）。髂嵴的最高点连线约平对第4腰椎棘突，是腰椎穿刺时定位的标志。

2. **髂前上棘和髂后上棘** 髂骨前端和后端的突起，分别为髂前上棘和髂后上棘。髂前上棘是重要的体表标志，也是穿刺抽取骨髓的常选部位（图2-6-19）。

3. **坐骨结节** 髋骨的后下部为坐骨，其下端粗大的突起为坐骨结节，为坐骨最低处，坐位时把手放在臀部下面极易扪及。

4. **耻骨联合** 髋骨的前下部为耻骨，耻骨的内侧面为椭圆形粗糙面，称为耻骨联合面（图2-6-19）。左、右两侧耻骨联合面借助纤维软骨连接而构成耻骨联合，其体表皮肤上生长有阴毛。

骨盆具有保护盆腔脏器和传导重力等作用。骨盆以界线分为上部的大骨盆和下部的小骨盆（图2-6-19）。小骨盆的内腔称为骨盆腔，容纳消化、泌尿和生殖系统的部分器官，在女性又是胎儿娩出的产道。

骨盆有性别差异。女性骨盆外形短而宽,骨盆上口近似圆形,较宽大,骨盆下口和耻骨下角较大。女性耻骨下角为 80°~100°,男性则为 70°~75°(图 2-6-19)。

（二）腹部肌性标志及相关结构

1. **腹上窝**　即剑胸结合下方的浅窝,位于腹前正中线上端,俗称"心窝",仰卧时更易见到。

2. **脐**　为腹前壁正中线上的一个皮肤凹陷,俗称"肚脐眼"(图 2-6-21)。脐的位置因年龄、性别、胖瘦程度、腹肌张力和腹部隆起等情形而变化。通常,脐与左、右髂嵴最高点连线约在同一平面,向后一般平第 3、4 腰椎间隙。女性的脐以稍低于腹壁平面、形圆而深、脐窝朝上为美。

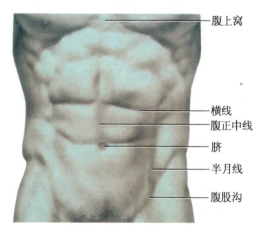

图2-6-21　腹前外侧壁的皮肤标志

3. **腹正中线**　是上起剑胸结合、下达耻骨联合上缘的一条纵行皮肤浅沟(图 2-6-21),其深面是白线,瘦者比较明显。

4. **腹股沟**　是分界腹部和股部的皮肤浅沟,位于髂前上棘与耻骨结节之间(图 2-6-21),其深面有腹股沟韧带。

5. **腹肌**　主要包括腹前面位于正中线两侧的腹直肌及外侧的腹外斜肌、腹内斜肌、腹横肌 3 块扁肌(图 2-6-21、图 2-6-22)。

（1）腹直肌:位于腹前壁正中线的两旁,纵行呈长条状(图 2-6-22、图 2-6-23),全长被腹直肌鞘包裹,肌束被 3~4 条横行的腱划分隔为多个肌腹。

（2）腹外斜肌:位于腹前外侧壁最浅层的扁肌。大部分肌纤维由外上行向内下于腹直肌外侧缘移行为腱膜,参与构成腹直肌鞘前层,至腹正中线止于白线;向下腱膜的下缘卷曲增厚连于髂前上棘与耻骨结节之间,形成腹股沟韧带(图 2-6-22、图 2-6-23)。

（3）腹内斜肌:居腹外斜肌深面,肌束呈扇形展开,移行为腱膜,在腹直肌外侧缘分为前、后两层包裹腹直肌,参与腹直肌鞘的构成,至腹正中线止于白线(图 2-6-22)。

（4）腹横肌:居腹内斜肌深面,肌纤维为横行。

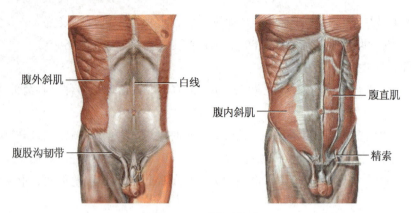

图2-6-22 腹前壁肌群

6. 腹肌形成的相关结构

（1）腹直肌鞘：为包裹腹直肌的纤维性鞘，它由腹壁3层扁肌的腱膜构成（图2-6-22）。

（2）白线：位于腹前正中线深面，是腹壁三层扁肌的腱膜在此与对侧的腱膜相互交织愈合而成，附着于剑突与耻骨联合之间，其两侧是腹直肌（图2-6-22）。白线坚韧而少血管，其下份是临床常选用的手术切口部位。

（3）腹股沟管：腹股沟管位于腹股沟韧带内侧半的上方，是肌肉和腱膜所形成的潜在裂隙，由外上斜向内下，长4~5 cm。腹股沟管有两口，管的外口称为腹股沟管浅环（皮下环），位于耻骨结节的外上方，是腹外斜肌腱膜上的三角形裂孔（图2-6-23）；管的内口称为腹股沟管深环（腹环），位于腹股沟韧带中点上方一横指的地方（图2-6-23）。腹股沟管内男性有精索、女性有子宫圆韧带通过。

（4）腹股沟三角：又称海氏三角，是指由腹壁下动脉、腹直肌外侧缘和腹股沟韧带内侧半所围成的三角区（图2-6-23）。腹股沟管和腹股沟三角都是腹壁的薄弱区，在病理情况下，腹腔内容物经深环突入腹股沟管，再经浅环突出至皮下，则形成腹股沟管斜疝。经腹股沟三角突出至皮下，则称为腹股沟直疝。

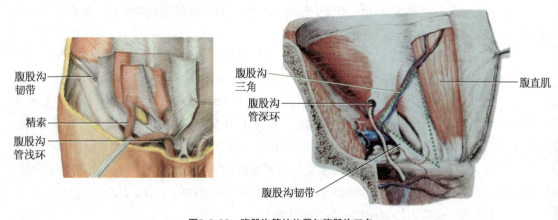

图2-6-23 腹股沟管的位置与腹股沟三角

知识链接

马甲线与人鱼线

(1) 马甲线：是腹前壁脐两侧的两条直立肌肉线，即正中线两旁的腹直肌轮廓线，看起来很像马甲，因此被称为马甲线。马甲线是平坦腹部的最高境界，没有赘肉的腹部，还要出现肌肉线条。

(2) 人鱼线：又名人鱼纹，学名叫腹内外斜肌线，指的是男性腹部两侧接近骨盆上方的组成 V 形的两条线条，因其形似于鱼下部略收缩的形态，故称之为人鱼线。

人鱼线和马甲线是肌肉线条和部位的俗称，通过专业的身体肌肉锻炼才会出现。在现代通常被看作是美、性感和健康的指标。

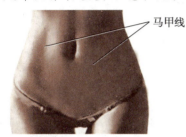
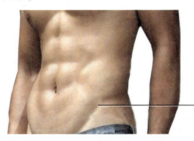

任务五　熟悉女性生殖系统器官的位置、结构和功能

案例导入

梁女士，38岁，职业女性，日常工作繁忙，工作压力大，感觉身心疲惫，烦躁失眠，易怒；面色暗沉，有黄褐斑，皮肤干燥；小腹臃肿，体重攀升。两年前出现月经稀发，月经量少，现已闭经1年。经医院检查后诊断为：卵巢功能早衰。请问：

(1) 女性卵巢的位置在哪里？有什么功能？
(2) 什么是卵巢功能早衰？应如何预防及保养卵巢？

女性生殖系统由内生殖器和外生殖器组成（图2-6-24、图2-6-25）。

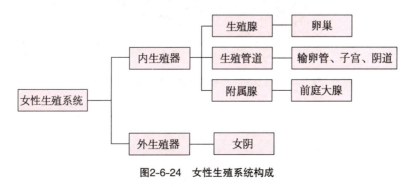

图2-6-24　女性生殖系统构成

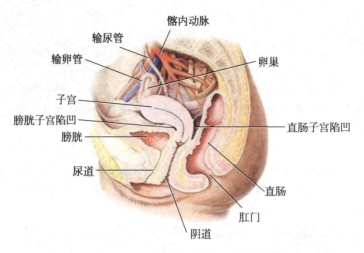

图2-6-25 女性盆腔（正中矢状切面）

一、卵巢

卵巢是女性的生殖腺，为成对的实质性器官，左右各一。

（一）位置

卵巢位于盆腔内，子宫的两侧，髂总动脉分叉处的稍下方，紧贴小骨盆侧壁的卵巢窝内（图2-6-26）。因其位置较深，病变不易被发现，出现症状时往往已经是中晚期。

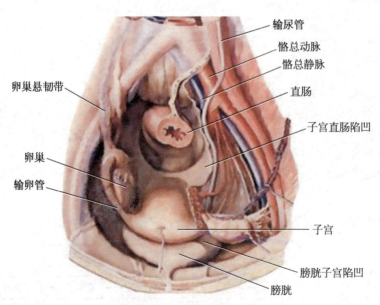

图2-6-26 女性盆腔脏器（上面）

(二)卵巢形态结构

卵巢呈扁椭圆形,灰红色。卵巢的大小和形态因年龄而异:幼女的卵巢较小,表面光滑;青春期后,卵巢迅速发育,性成熟期卵巢最大,相当于本人拇指头大小,并出现周期性排卵,使其表面变得凹凸不平(图2-6-27);40~50岁后逐渐萎缩,绝经后可逐渐缩小达原来的1/2。

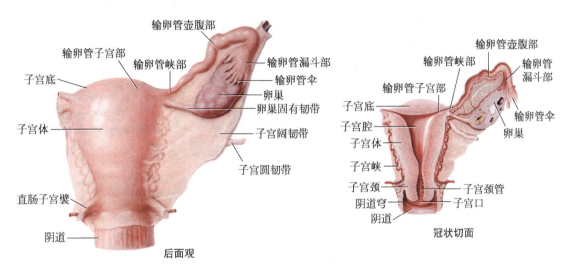

图2-6-27 女性内生殖器

卵巢实质分为皮质和髓质两部分。卵巢皮质位于周围部,内含不同发育阶段的卵泡、黄体、白体等;髓质位于中央部,内含疏松结缔组织、血管、淋巴管、神经等结构。

(三)卵巢功能

卵巢的主要功能是产生卵子和分泌雌性激素。卵巢每个月均会呈现周期性变化。

1. **卵泡的发育及成熟** 根据卵泡生长发育过程,可分为原始卵泡、生长卵泡和成熟卵泡3个阶段。

新生儿两侧的卵巢有100万~200万个原始卵泡。青春期开始后,卵巢在脑垂体分泌的促性腺激素影响下,每个月有15~20个卵泡生长发育,但通常只有1个卵泡发育成熟并排卵,其余卵泡均在发育的不同阶段退化闭锁。在女性一生中,能发育至成熟而排出的卵子仅有400~500个。

2. **排卵** 卵细胞及卵泡液等被排出至腹膜腔的过程,称为排卵。排卵一般发生在下次月经来潮前14天左右。通常左、右两侧卵巢轮流排卵,有时也可持续见于某一侧卵巢。

3. **黄体的形成和萎缩** 排卵后,残留的卵泡壁塌陷,逐渐发育成一个富含血管的内分泌细胞团,新鲜时呈黄色,称为黄体。黄体能分泌大量孕激素和雌激素。若卵子未受精,黄体于排卵后9~10天开始萎缩,性激素的分泌量也减退。

> **知识链接**
>
> **绝经过渡期与女性卵巢功能保养**
>
> 女性绝经过渡期（又称围绝经期，俗称更年期），是指从开始出现绝经趋势直至最后一次月经的时期，是女性自性成熟期进入老年期的一个过渡时期。可始于40岁，历时短则1~2年，长则10年余，80%在45~55岁之间。此期由于卵巢功能逐渐衰退，卵泡数明显减少且易发生卵泡发育不全，月经开始不规律，经量逐渐减少，最后绝经。此期由于雌激素水平降低，可出现潮热、出汗、抑郁、焦虑、失眠、易怒、性功能减退、骨质疏松等表现，称绝经综合征。
>
> 目前美容市场上卵巢功能保养的方式方法很多，有中医中药、穴位推拿、艾灸、精油药物按摩、食疗等。但如果卵巢功能已经出现病变，一定要及时就医，以免延误病情。毕竟美容保养只能保健不能治病。

二、输卵管

输卵管是输送卵子的肌性管道，左右各一，细长弯曲，长10~12 cm，由内向外可分为4个部分：输卵管子宫部、峡部、壶腹部、漏斗部（图2-6-27）。

1. **输卵管子宫部** 为输卵管穿子宫壁的部分，通子宫腔。
2. **输卵管峡部** 较狭窄，是临床女性输卵管结扎术（女性绝育术）的常选部位。
3. **输卵管壶腹部** 管径粗而弯曲，是精子和卵子相遇完成受精的场所。
4. **输卵管漏斗部** 开口于腹膜腔，末端游离为输卵管伞，有"拾卵"的作用。

三、子宫

子宫为一中空的肌性器官，壁厚而腔小，富有延展性。其大小形态、位置及结构随年龄的不同而异，并由于妊娠和月经周期的影响而发生变化。

（一）子宫位置

子宫位于骨盆腔的中央，在膀胱和直肠之间，两侧有卵巢和输卵管，下端伸入阴道。临床上常把输卵管和卵巢称为子宫附件，附件炎即指输卵管或卵巢的炎症。成年女性子宫的正常位置呈前倾前屈位（图2-6-25）。前倾是指子宫整体向前倾斜；前屈是指子宫体与子宫颈之间有弯曲。

子宫的正常位置主要依靠四对韧带的维持固定，分别是子宫阔韧带、子宫圆韧带、子宫主韧带、子宫骶韧带。其次，盆底肌和周围结缔组织对子宫正常位置的维持也起很大作用。如果这些固定装置变薄弱或受损伤，可导致子宫位置异常或不同程度的子宫脱垂。子宫位置异常如后倾后屈，是导致女性不孕的原因之一。

(二)子宫形态结构

1. **子宫形态** 成年人子宫呈前后略扁的倒置梨形,长7~9 cm,宽4~5 cm,厚2~3 cm,容量约5 ml。

2. **子宫分部** 子宫从上往下分为子宫底、子宫体、子宫颈3个部分(图2-6-27)。子宫颈是子宫下部缩细呈圆柱状的部分,分为两部。子宫颈下端1/3伸入阴道内,称为子宫颈阴道部;上端在阴道以上的部分,称为子宫颈阴道上部。子宫颈阴道部为肿瘤和炎症的好发部位。临床做妇科检查时可以通过扩阴器撑开,了解阴道和宫颈情况。

   子宫颈与子宫体连接的部位稍狭细,称为子宫峡。子宫峡在非孕时长约1 cm;在妊娠期逐渐伸展拉长变薄,形成子宫下段,临产时可达7~10 cm,形成软产道的一部分。产科常在此处进行剖宫术切开取胎。

3. **子宫内腔** 子宫内腔甚为狭小,分为上、下两部(图2-6-27)。

   (1)上部内腔:位于子宫体内,称为子宫腔,呈倒三角形。其两侧通过宫角与输卵管相连。

   (2)下部内腔:在子宫颈内,称为子宫颈管,呈梭形。子宫颈管上口通子宫腔,下口通阴道称为子宫口。未产妇的子宫口呈圆形,经产妇的子宫口呈横裂状(图2-6-28)。

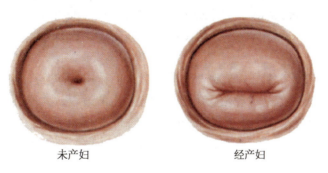

未产妇　　　　　经产妇

图2-6-28　子宫口形态

知识链接

异位妊娠

正常胚胎应该在子宫腔内发育。当受精卵在子宫体腔外着床发育时称为异位妊娠,俗称"宫外孕"。异位妊娠可以发生于输卵管、卵巢、腹腔、子宫颈管等,以输卵管妊娠最常见。病因主要是由于输卵管炎症,引起管腔狭窄,阻碍受精卵正常运行,使之在输卵管内停留、着床、发育。由于输卵管管腔狭小,肌层薄,不利于胚胎的生长发育,最终导致输卵管破裂及出血。临床表现为停经后突然剧烈腹痛与阴道出血,血压下降,甚至休克,是妇产科常见急腹症,如处理不及时可危及生命。

4. **子宫微细结构** 子宫壁较厚,由内向外可分为子宫内膜、子宫肌层和子宫外膜3层(图2-6-29)。

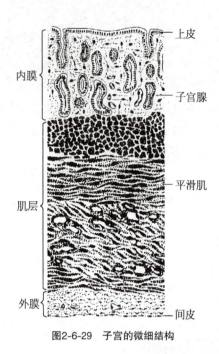

图2-6-29 子宫的微细结构

（1）子宫内膜：可分为浅、深两层。浅层称为功能层，较厚，自青春期开始受卵巢激素影响，可发生周期性脱落出血，形成月经；深层称为基底层，较薄，不发生脱落，但有增生、修复功能层的能力。

（2）子宫肌层：由平滑肌交织构成，内含血管。平滑肌收缩，有助于经血排出和胎儿娩出，产后子宫收缩也能有效压迫止血。

（3）子宫外膜：主要为浆膜。

（三）子宫功能及月经周期

1. 子宫功能 子宫是产生月经和孕育胎儿的场所。规律月经是女性生殖功能成熟的标志。月经第一次来潮称为初潮。出血的第 1 天为月经周期的开始，两次月经的间隔时间为 1 个月经周期，平均为 28 天。月经血呈暗红色，不凝固，只有在出血多时出现血凝块。正常月经持续时间一般为 3~7 天。正常经量为 20~60 ml，超过 80 ml 即为月经过多。月经期内，子宫内膜形成的创面容易感染，故应注意保持外阴清洁并避免剧烈运动。

2. 月经周期 自青春期开始，在卵巢分泌激素的作用下，子宫内膜功能层发生周期性变化，每隔 28 天左右完成一次脱落、出血、修复增生的过程，这种周期性的变化称为月经周期。月经周期可分为 3 个时期（图 2-6-30）。

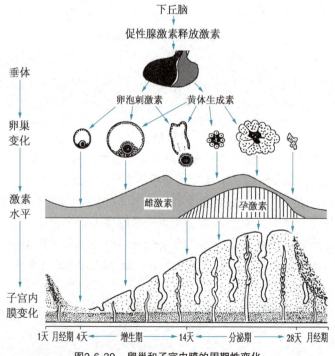

图2-6-30 卵巢和子宫内膜的周期性变化

（1）增生期：为月经周期的第 5~14 天。此时卵巢内的卵泡正处于生长发育阶段，故又称为卵泡期。卵泡分泌雌激素，作用于子宫内膜，使其逐渐增生修复变厚至 2~3mm，子宫腺及螺旋动脉亦增长且弯曲，最后卵巢内卵泡成熟排卵。子宫内膜进入分泌期。

（2）分泌期：为月经周期的第 15~28 天。卵巢排卵后形成黄体，故又称为黄体期。黄体逐渐发育成熟并分泌大量的孕激素和雌激素，两者共同作用于子宫内膜，使内膜在增生期的基础上继续增生变厚至 5~7mm，子宫腺更长更弯曲，且分泌含糖物质，螺旋动脉也高度弯曲，此时整个子宫内膜变得松软水肿且富含营养物质，有利于受精卵的植入和发育。

（3）月经期：为月经周期的第 1~4 天。若排出的卵未受精，黄体萎缩退化，雌激素和孕激素的分泌急剧减少，子宫内膜功能层缺血、缺氧、坏死、脱落，螺旋动脉破裂，血液与坏死脱落的内膜组织一起从阴道排出体外，形成月经。

上述变化周而复始，受到下丘脑-腺垂体-卵巢轴活动的调节。

知识链接

子宫颈癌

子宫颈癌、子宫内膜癌、卵巢恶性肿瘤是女性生殖系统常见的三大恶性肿瘤，严重威胁女性的生命健康。其中子宫颈癌最常见，卵巢恶性肿瘤致死率最高。调查发现宫颈癌与人乳头状瘤病毒感染、多个性伴侣、性生活过早、早育、多产、性传播疾病等因素有关。宫颈癌高发年龄为 50~55 岁，早期常无明显症状、体征，随着病情发展，常表现为接触性出血，即性生活后或者妇科检查后阴道流血，老年女性常表现为绝经后不规则阴道流血。子宫颈外口处是宫颈癌的好发部位，确诊宫颈癌最可靠的方法是子宫颈活组织检查。

近年来，由于子宫颈细胞学筛查的普遍应用，使宫颈癌及其癌前病变得以早期发现、早期诊断、早期治疗，因此病死率明显下降。

四、阴道和会阴

（一）阴道

阴道是连接子宫与外生殖器的肌性管道，富有延展性。它是女性的性交器官，又是排出月经、娩出胎儿的通道（图 2-6-25、图 2-6-27）。

1. **位置和形态** 阴道上端接子宫颈，下端开口于阴道前庭，前邻膀胱及尿道，后邻直肠。阴道上端较宽阔，围绕在子宫颈阴道部的周围，两者间形成环状的腔隙，称为阴道穹。阴道下端较窄，以阴道口开口于阴道前庭。在处女时期，阴道口周围有处女膜附着，其形状及厚薄因人而异。处女膜破裂后，阴道口周围留有处女膜痕。

2. **结构特点** 阴道由黏膜、肌层和外膜构成。阴道黏膜形成许多横行的皱襞。其上皮为复层扁平上皮。在生理情况下，雌激素使阴道上皮角化增生变厚，细胞内产生大量的糖原，经阴道内乳酸杆菌分解转化为乳酸，使阴道呈酸性而抑制其他微生物的生长繁殖。随着女性年龄增大，卵巢功能衰退，雌激素分泌减少，阴道皱襞和分泌物减少，导致阴道干涩不适，并且阴道内乳酸减少容易导致阴道炎症。女性应特别注意卵巢保养和阴道护理。

（二）会阴

会阴是躯干的下端，为消化道、泌尿道及生殖道外口的所在区域。主要由会阴肌及其筋膜组成。会阴有狭义和广义之分。

1. 狭义会阴　即产科会阴，是指阴道口与肛门之间的狭窄区域。由外向内逐渐变窄，呈楔形，其深部有会阴中心腱。会阴厚 3~4cm，分娩时此区承受较大压力，会伸展变薄为几毫米，若保护不当会导致会阴撕裂，分娩时应注意加强保护。

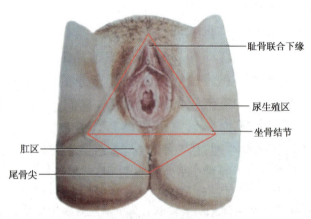

图2-6-31　女性会阴

2. 广义会阴　是指封闭小骨盆下口的所有软组织，呈菱形。以两侧坐骨结节连线为界，可将会阴分为前、后两个不在同一平面的三角区（图2-6-31）。前三角为尿生殖区，在男性有尿道通过，女性有尿道和阴道通过；后三角为肛区，有肛管通过，末端开口为肛门。

近年来，会阴部的整形日渐增多，如男、女生殖器畸形的矫正，女性阴道松弛的缩紧修复，泌尿、生殖、消化系统恶性肿瘤根治术后的改道，烧伤及生殖器官外伤后会阴部组织器官缺损的修复与再造阴道、阴茎、阴囊等。

知识链接

女性生殖器整形

如今关注、接受整形美容的人越来越多。随着女性年龄的增加，性生活及分娩的损伤，都无法避免私密处衰老。部分女性会出现阴道松弛、阴道干燥、分泌物减少、性交痛、性交障碍、灼热感、阴道及外阴瘙痒、打喷嚏或大笑有少量尿失禁等，这些症状随着年龄增长及雌激素水平的下降而不断加重。因此，生殖器官整形——这一历史悠久的整形外科手术，如今也广泛地开展起来。

"生殖器整形"主要有阴道松弛紧缩术、大小阴唇整形术、阴蒂整形术、处女膜修复术等。这些生殖器整形手术从根本上为女性解决了私处尴尬，让女性更有魅力更自信！

知识链接

女性生殖器官的日常护理

女性的生殖器官不光具有生育功能,而且还对正常的身体健康有着非常重要的作用。如果不注意,容易导致生殖器官的各种炎症或疾病。所以,女性平时应注意做好日常的防护工作:①平时注意个人卫生,注意清洗外阴和勤换内裤,保持外阴清洁干爽。应穿棉质宽松透气的内衣裤,避免选择化纤紧身内裤。避免内裤与袜子同洗。②女性每个月还应特别关注经期保健。经期注意勤换卫生巾,注意保暖,选择淋浴,避免生冷刺激食物和剧烈运动。③避免大量使用广谱抗生素、激素等,忌用碱性强的肥皂或沐浴露反复清洗外阴或冲洗阴道,否则可导致阴道pH值的改变,导致阴道正常菌群失调及各种妇科炎症。④避免不洁性生活,以免造成病原体感染,带来意外伤害。⑤避免反复多次的人工流产。它不仅会给女方带来创伤痛苦,还可能引起感染、月经失调、闭经、盆腔炎和不孕症等疾病。⑥建议有性生活的女性每年做一次妇科检查。⑦发现患有生殖系统疾病时应及时就诊,及早治疗。

任务六　了解腹部内脏器官及体表投影

问题导入

(1) 腹腔内有哪些重要的内脏器官?
(2) 这些器官的位置及体表投影在哪里?

腹腔、盆腔内有胃、小肠、大肠、肝、胆囊、膀胱等消化、泌尿系统器官(图2-6-12)。

一、胃

胃是消化管中最膨大的部分。入口与食管相连,称为贲门;出口与十二指肠相通,称为幽门。胃主要具有容纳食物和对食物进行初步消化的功能。在中等充盈时,胃大部分位于左季肋区,小部分位于腹上区。其中,胃前壁的中间部分位于剑突下方,直接与腹前壁相贴,是临床进行胃触诊的部位(图2-6-12)。

二、小肠

小肠是消化管中最长的一段，上端连胃幽门，下端续盲肠，全长 5~7 m。分为十二指肠、空肠、回肠（图 2-6-12、图 2-6-32）。小肠是消化食物和吸收营养的主要部位。

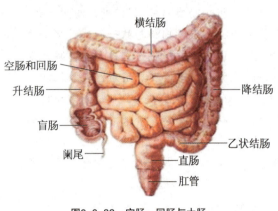

图2-6-32 空肠、回肠与大肠

1. **十二指肠** 成人长 25 cm，约相当于 12 个手指横指的长度。十二指肠呈"C"形，从右侧包绕胰头。十二指肠大部分位于腹上区，小部分位于脐区。

2. **空肠和回肠** 空肠和回肠之间并无明显的界限。空肠占空、回肠全长近侧的 2/5，主要位于腹腔的左上部。回肠占空、回肠全长远侧的 3/5，主要位于腹腔的右下部（图 2-6-12、图 2-6-32）。

三、大肠

大肠是消化管的下段，全长 1.5 m，围绕于空肠和回肠的周围，可分为盲肠、阑尾、结肠、直肠和肛管 5 个部分。大肠的主要功能是进一步吸收水分和无机盐，分泌黏液，形成、贮存和排出粪便。

1. **盲肠** 盲肠是大肠的起始部，长 6~8 cm，呈囊袋状。其左接回肠，上续升结肠。盲肠位于右髂窝内（图 2-6-32）。

2. **阑尾** 阑尾是连于盲肠后内侧壁的一条蚯蚓状盲管，长 6~8 cm，位于右髂窝内（图 2-6-32）。其末端游离，位置变化较大（图 2-6-33）。但阑尾根部的位置较恒定，其体表投影约在脐与右髂前上棘连线的中、外 1/3 交点处，称为麦氏点（图 2-6-33）。当急性阑尾炎时，此点附近有明显压痛，具有一定的诊断价值。

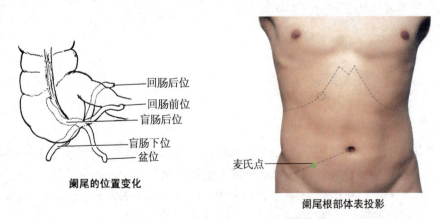

图2-6-33 阑尾的位置变化及其根部的体表投影

3. **结肠** 续于盲肠，终于直肠。环绕在空、回肠的周围，可分为升结肠、横结肠、降结肠和乙状结肠（图2-6-32）。

4. **直肠** 位于盆腔内，起于乙状结肠，终于肛管，长10~14 cm（图2-6-32）。

5. **肛管** 上续直肠，终于肛门，长3~4 cm（图2-6-32）。其最下端，称为肛门，与外界相通。肛管内黏膜和皮下组织中含有丰富的静脉丛，若因病理因素而淤血和扩张，可导致静脉曲张，向肛管腔内突入，形成痔，可引起临床症状。

四、肝

1. **肝的形态** 肝是人体内最大的消化腺，呈红褐色，质软而脆（图2-6-34）。肝的功能极其复杂，具有分泌胆汁、参与代谢、储存糖原、解毒和防御等功能，在胚胎时期还有造血功能。

2. **肝的体表投影** 肝大部分位于右季肋区和腹上区，小部分位于左季肋区（图2-6-35）。

3. **肝上界** 肝的上界与膈穹窿一致，在右锁骨中线平第5肋，左锁骨中线平第5肋间隙。

4. **肝下界** 肝的下界右侧与右肋弓大体一致，中部位于腹上区剑突下方3~4 cm，左侧被肋弓掩盖。故正常成年人在右肋弓下缘一般不能触及肝。7岁以下的幼儿，由于肝的体积相对较大，肝下界可低于右肋弓下缘1~2 cm；7岁以后，在右肋弓下缘不能触诊到肝。

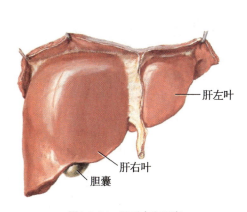

图2-6-34 肝形态和胆囊

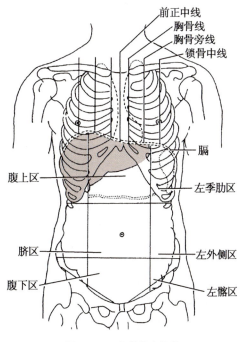

图2-6-35 肝的体表投影

五、胆囊

胆囊位于肝下面的胆囊窝内,呈梨形,有储存和浓缩胆汁的作用(图 2-6-34)。胆囊底部的体表投影在右锁骨中线与右肋弓交点稍下方,胆囊炎时该处有压痛。

六、膀胱

膀胱是暂时储存尿液的囊状肌性器官,有较大的伸缩性。膀胱的形态、位置及壁的厚度随尿液的充盈程度不同而异。成人的膀胱位于骨盆腔内,前方为耻骨联合;男性膀胱后方与精囊、输精管和直肠相邻;女性膀胱后方则与子宫和阴道相邻。

膀胱空虚时呈三棱锥体形,分为膀胱尖、膀胱体、膀胱底和膀胱颈。膀胱尖朝向前上方,膀胱底朝向后下方。膀胱空虚时其膀胱尖不超过耻骨联合上缘,在腹壁触摸不到膀胱;膀胱充盈时,膀胱尖上升至耻骨联合以上,进入腹部,膀胱的前下壁直接与腹前壁相贴(图 2-6-36)。因此,在膀胱充盈时沿耻骨联合上方可进行膀胱穿刺或行膀胱手术。

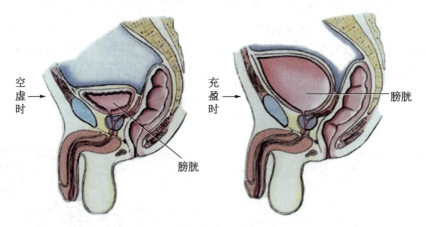

图 2-6-36 膀胱的位置(男性)

任务七　腹部的美学观察

案例导入

张女士,30 岁,目前孩子 2 岁。日常工作繁忙,回家后还要照看孩子,没有时间锻炼。发现自己生完孩子后身材臃肿,腹部肥胖,自测腹围 90 cm。请问:
(1) 腹型分为哪几种?
(2) 健美腹部的标准有哪些?

腹部是构成体型的重要部位之一，也是展现人体美的重要部位。腹部表面特征受腹肌和皮下脂肪的影响。经过锻炼，一般男性可见两排 6 块腹肌突起，健美运动员两侧可见 8 块肌肉突起。女性腹部皮下脂肪较厚，肌肉不够发达，一般见不到腹直肌轮廓，经过强化训练后可见。女性腹部的脂肪厚度可以用指测法测量，一般 1 cm 为标准厚度，2 cm 为轻度脂肪囤积，2~3 cm 为中度脂肪囤积，3 cm 以上为重度脂肪囤积。

视频4　腹部按摩

一、腹部分型

腹前外侧壁因缺乏骨性支架结构而仅由软组织构成，其形态最易发生变化。一般按腹前外侧壁膨隆的程度将腹部分为以下 5 型（图 2-6-37）。

1. **舟状腹**　腹前外侧壁松软而薄，肌肉不发达，皮下脂肪极少，前腹呈凹陷状，仰卧位更明显。此种腹型见于身体瘦弱者或营养不良者。

2. **扁平腹**　腹前壁微微隆起，上、下腹壁在同一冠状面上，正中线的纵沟浅而宽，可以见到两侧腹直肌轮廓。皮肤富有弹性，皮下脂肪适量且分布较均匀，脐呈凹陷状。此种腹型最为理想。多见于青年人和肌肉较发达者。

3. **蛙状腹**　腹前外侧壁明显膨隆，腹壁肥厚，皮下脂肪丰盛，不见腹肌轮廓。脊柱腰曲可前移，俗称"将军肚"。腹部皮褶厚度男性大于 1.5 cm，女性大于 2.0 cm。见于一般肥胖者。

4. **悬垂腹**　腹部皮下脂肪显著增厚伴有皮肤松弛，前腹明显膨隆，下腹部前突更明显并有下垂，脊柱腰曲亦有前移。见于显著肥胖者。

5. **蛛形腹**　腹部皮下脂肪大量堆积伴有皮肤松弛，腹部极度向前并向两侧膨隆，形似蜘蛛肚。脊柱腰曲明显前弯，腹围显著大于胸围。腹部皮褶厚度男性大于 2.8 cm，女性大于 4.0 cm。此种腹型见于肥胖症患者。

显然，上述各类腹型中，扁平腹最为美观，其他腹型都与形体美不相称。

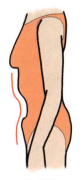 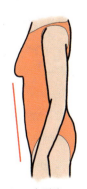 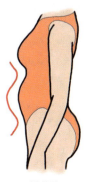 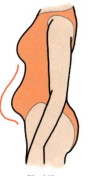 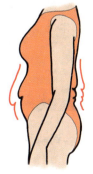

舟状腹　　　　扁平腹　　　　蛙状腹　　　　悬垂腹　　　　蛛形腹

图2-6-37　腹部的分型

（引自：王向义.美容局部解剖学.第2版.北京：人民卫生出版社，2010）

二、腹围

腹部形态变化可以直接通过测量腹围反映出来。腹围是在呼气之末、吸气未开始前经髂嵴点测得的腹部水平围长，是衡量腹部脂肪量多少和腹肌发达程度的重要指标之一，也是衡量腹部是否健美的重要标志。很少进行体育锻炼的人，其脂肪的沉积明显增多，身材臃肿，伴腹围显著增大而使形体失去美感；而长期坚持体育锻炼的人，在消耗体内多余脂肪的同时，也会使肌肉变得强壮有力，使腹围保持在正常水平，维持腹部的扁平健美。

三、健美腹部

理想的腹部应该是健美的腹部，是构成人体美的重要组成部分。大腹便便不足为取，腹部瘦小如柴亦不协调，均使男性失去"阳刚之美"或使女性失去"阴柔之美"。现代人所追求和推崇的健美腹部的标准是：①腹部类型为扁平腹，腹部微向后收；②腹部左、右两侧均匀对称，协调统一；③腹围小于臀围；④皮肤柔滑富有弹性，腹肌轮廓可见；⑤脐位于正中线与髂嵴点平面相交处，呈凹陷状，脐周边腹壁等高。

> **知识链接**
>
> **脂肪抽吸术**
>
> 脂肪抽吸术是一项常规美容外科整形手术，对人体进行完美的塑造，通常又被称为体型雕塑。脂肪抽吸术适用于身体各部位脂肪堆积的消除，其中腹部是女性脂肪堆积最多的部位，严重影响形体美观。腹部吸脂术是目前最常用且效果可靠的腹部塑形减肥方法。常见的吸脂方法有超声吸脂、共振吸脂、电子吸脂、激光吸脂、膨胀吸脂等。这些方法都是先利用各种物理化学的效应裂解、破坏、液化皮下脂肪组织，再用负压吸引将脂肪液抽出体外的方法，在一定程度上提高了吸脂效率。
>
> 除了吸脂术，现代医学美容还出现了药物溶脂，主要是将药物直接注射到脂肪层，能够有效促进顽固脂肪层膨胀分解，从而使脂肪更易分解为脂肪酸，代替供应机体能量。

复习思考题

一、名词解释

1. 胸骨角　2. 肋弓　3. 腹股沟管
4. 麦氏点　5. 产科会阴　6. 月经周期

二、填空题

1. 胸骨自上而下可分为_____、_____、_____ 3 个部分；其上缘中央凹陷称为_____切迹。
2. 腹股沟管通过的内容物，在男性为_____，在女性为_____。
3. 心尖朝向_____，在左侧第_____肋间隙，左锁骨中线内侧_____ cm 处可以触及心尖搏动。
4. 乳腺癌时肿瘤组织侵及_____韧带时，乳房表面皮肤可有"橘皮样"改变。
5. 女性的生殖腺为_____，可以产生_____和分泌_____。
6. 子宫内腔分上、下两部，上部称_____，呈三角形；下部称_____，呈梭形。
7. 子宫内膜的周期性变化可分为 3 期，即_____期、_____期和_____期。
8. 尿生殖三角男性有_____通过，女性有_____和_____通过。

三、选择题

1. 正常成年人的胸廓左右径与前后径的比例为（　　）
   A. 3∶4　　　　　　　B. 3∶2　　　　　　　C. 4∶3
   D. 5∶3　　　　　　　E. 1∶1
2. 位于胸前壁最表浅的肌是（　　）
   A. 前锯肌　　　　　　B. 胸大肌　　　　　　C. 胸小肌
   D. 肋间内肌　　　　　E. 肋间外肌
3. 胸骨角平对（　　）
   A. 第 1 肋　　　　　　B. 第 2 肋　　　　　　C. 第 3 肋
   D. 第 4 肋　　　　　　E. 第 5 肋
4. 构成肋弓的软骨是（　　）
   A. 第 5~8 肋　　　　　B. 第 6~9 肋　　　　　C. 第 8~10 肋
   D. 第 11~12 肋　　　　E. 第 8~12 肋
5. 常用于计数肋的体表标志是（　　）
   A. 剑突　　　　　　　B. 锁骨　　　　　　　C. 颈静脉切迹
   D. 胸骨角　　　　　　E. 肋弓
6. 乳房手术采用放射状切口，是因为（　　）
   A. 便于延长切口　　　B. 易于找到病灶　　　C. 防止损伤脂肪组织
   D. 可避免切断乳房悬韧带　　E. 可减少对乳腺输乳管的损伤
7. 临床上乳房患病机会最多的区为（　　）
   A. 乳头区　　　　　　B. 内上区　　　　　　C. 内下区
   D. 外上区　　　　　　E. 外下区
8. 肺下界的体表投影在腋中线处与（　　）
   A. 第 6 肋相交　　　　B. 第 7 肋相交　　　　C. 第 8 肋相交
   D. 第 9 肋相交　　　　E. 第 10 肋相交

9. 属于腹肌前群、呈长条状的肌肉是（　　）
   A. 腹外斜肌　　　　　　B. 腹内斜肌　　　　　　C. 腹直肌
   D. 腹横肌　　　　　　　E. 腰方肌
10. 阑尾根部的体表投影位置是在（　　）
    A. 左髂前上棘与脐连线的中、外 1/3 交点处
    B. 右髂前上棘与脐连线的中、外 1/3 交点处
    C. 左、右髂嵴连线中点
    D. 右髂前上棘与脐连线的中、内 1/3 交点处
    E. 右髂前上棘与脐连线的中点处
11. 对于卵巢的描述，正确的是（　　）
    A. 女性生殖腺
    B. 位于盆腔中央，膀胱与直肠之间
    C. 形态为前后略扁的倒置梨形
    D. 可分为底、体、颈 3 个部分
    E. 每月产生月经
12. 关于子宫的描述，正确的是（　　）
    A. 女性生殖腺
    B. 位于盆腔侧壁、髂总动脉分叉处下方
    C. 呈后倾后屈位
    D. 形态为前后略扁的倒置梨形
    E. 是受精部位
13. 月经期出现剥脱形成月经的是（　　）
    A. 子宫内膜功能层　　　B. 子宫内膜基底层　　　C. 整个子宫内膜
    D. 子宫肌层　　　　　　E. 子宫外膜
14. 成熟卵泡排卵后形成的结构为（　　）
    A. 白体　　　　　　　　B. 黄体　　　　　　　　C. 白膜
    D. 原始卵泡　　　　　　E. 生长卵泡

四、判断正误

1. 躯干前面正中的垂直线称为前正中线。（　　）
2. 乳房皮肤薄而细腻，尤其是乳头和乳晕的皮肤较薄，应注意保护。（　　）
3. 乳房内脂肪的多少是决定乳房大小的重要因素之一。（　　）
4. 卵巢内卵泡成熟时，子宫内膜处于月经期。（　　）
5. 黄体具有分泌雌激素和孕激素的作用。（　　）
6. 临床上常将卵巢和输卵管称为子宫附件。（　　）
7. 心脏位于胸腔内，约 1/3 位于正中线的左侧，2/3 位于正中线的右侧。（　　）
8. 成年人在右肋弓下方一般都不能触诊到肝脏。（　　）
9. 子宫切除术后女性会丧失第二性征。（　　）

10. 腹前外侧壁最浅层的扁肌是腹内斜肌。（　　）
11. 腹围是衡量腹部脂肪储量多少和腹肌发达程度的重要指标之一。（　　）
12. 各类腹型中，扁平腹最为美观好看。（　　）

五、简答题
1. 胸部在体表可以触摸到哪些骨性标志？
2. 简述女性乳房的位置、形态、结构特点及淋巴回流。
3. 简述乳房的美学观察要点。
4. 简述腹部的美学观察要点。
5. 简述子宫的位置、形态、分部及功能。

（丘灵芝）

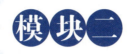

美容局部应用解剖

单元七 背腰部大体结构

学习目标

(1) 熟悉背腰部皮肤特点及在美容中的应用。
(2) 能说出背腰部骨性标志和肌性标志的结构特点。
(3) 知道背腰部内脏器官的解剖结构和体表投影。
(4) 掌握背腰部美学观察标准。

实现美丽身材，保持纤细腰部，秘密就在于了解人体背腰部的基本结构，通过规范的锻炼活动，来校正身体主轴背腰部（脊椎）的歪斜，同时使得身体各部功能得到改善，身体自然也就不会囤积脂肪，塑造窈窕的身体曲线美。

任务一　熟悉背腰部浅表解剖结构

案例导入

王某，女性，26岁，大学毕业后，进入一家公司从事管理工作2年余。由于日常工作繁忙，缺乏体育锻炼，最近照镜子发现自己腰部曲线美不尽如人意！为了更好保持漂亮身材，减少背腰部赘肉和脂肪囤积，重现腰部曲线美，报名参加了美容院的重塑曲线美课程班，希望能有效改善身材。请问：

(1) 背腰部有哪些体表结构？
(2) 通过某项运动对改善背腰的曲线美是否有效？

一、背腰部的境界及分区

1. 境界 背腰部上界以第7颈椎棘突和两侧的肩峰连线为界;下界为两侧髂嵴最高点与髂后上棘和尾骨尖的连线;两侧界为左、右腋后线之间及腋后线向下的延长线。

2. 分区 背腰部通常以第12胸椎及第12肋的下缘为分界,又可分为背区和腰区。从广义上讲,腰区除上述区域外,尚包括腹部九分区中的左、右腰部区域(图2-7-1)。

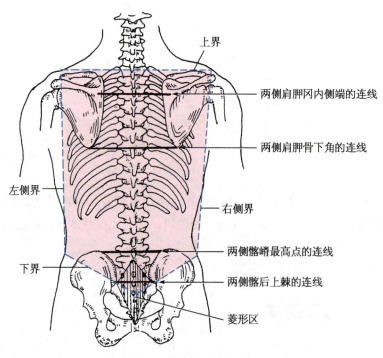

图2-7-1 背腰部境界及分区(虚线区域)

二、背腰部皮肤特点

背腰部皮肤较厚而致密,活动度较差,移动性小。由于皮肤粗糙、毛孔粗大,毛囊和皮脂腺丰富,是疖肿和皮脂腺囊肿的好发部位,故极少用背腰部皮肤移植修复面部缺损。

腰下部的皮下组织中有丰富的蜂窝状脂肪组织,与臀部皮下脂肪组织相延续,形成腰臀脂肪块,覆盖部分背阔肌。背部和腰部的浅层血管细小,支配背腰部皮肤和肌肉的神经主要来自脊神经分支。

三、背腰部骨性标志及相关结构

(一)脊柱

脊柱位于躯干后正中部,成人由24块椎骨(颈椎7块,胸椎12块,腰椎5块)、1块骶骨及1块尾骨借椎间盘、韧带和关节连接构成,具有支持、运动脊柱和保护脊髓等功能,还参与胸腔、腹腔、盆腔后壁的构成,以保护内脏器官。脊柱可做前屈、后伸、侧屈、旋转和环转等运动,其中颈腰部运动灵活,故其损伤也较多见。

1. **脊柱各部位的主要特征**

(1)颈椎:详见本书模块二单元二颈肩部大体结构。

(2)胸椎:椎体和横突都有与肋骨相连结的关节面,胸椎棘突较长且斜向后下方。

(3)腰椎:椎体较大,棘突宽而短,水平位后伸。其中,第4腰椎棘突平对两侧髂嵴的最高点连线,临床上常取第3~4或第4~5腰椎间隙作为腰椎麻醉或腰椎穿刺抽取脑脊液及蛛网膜下隙给药穿刺的部位。

(4)骶骨和尾骨

1)骶骨:由5块骶椎融合而成,呈三角形;底朝前上,接第5腰椎椎间盘;骶骨下端的骶角在体表可触及,是骶管麻醉的标志(图2-7-2)。

2)尾骨:由4~5块退化的尾椎长合而成,呈三角形,上接骶骨,下端游离(图2-7-2)。

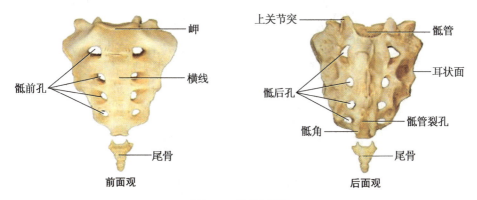

图2-7-2　骶骨和尾骨

2. **脊柱整体观**

(1)脊柱前面观:自第2颈椎至第2骶椎的椎体自上向下逐渐加宽,这是由于负重渐增。但是,自骶骨耳状面以下因重力转移传递至下肢,使骶骨及尾骨的椎体变小。

(2)脊柱后面观:可见所有椎骨的棘突在后正中线上连贯形成纵嵴,但各部椎骨棘突倾斜度各不相同,颈椎与腰椎棘突水平向后伸,而胸椎棘突斜向后下方,呈叠瓦状且排列致密。

(3)脊柱侧面观:正常成人脊柱可见颈曲、胸曲、腰曲和骶曲4个生理弯曲。颈曲和腰曲突向前方,胸曲和骶曲突向后方。出生时脊柱仅有1个弯曲,随着人体的生长发育,会抬头时出现颈曲,会坐时出现腰曲,学会站直和行走时4个生理弯曲逐步完善。这些弯曲使脊柱更具有弹性,可缓冲行走、跳跃时对颅脑和内脏的震荡(图2-7-3)。

3. 椎间盘 是连接相邻两个椎体的纤维软骨盘,由髓核和纤维环组成。椎间盘既坚韧,又富有弹性,承受压力时被压缩,去除压力后又复原,具有"弹性垫"样作用(图2-7-4右图),可缓解外力对脊柱的震动,也可增加脊柱的运动幅度。椎间盘的厚薄各不相同,中胸部较薄,颈部较厚,而腰部最厚,所以颈椎、腰椎的活动度较大。颈腰部的椎间盘前厚后薄,胸部的则与此相反。其厚薄和大小可随年龄而有所差异。当纤维环破裂时,髓核容易向后外侧脱出,突入椎管或椎间孔(图2-7-4左图),压迫相邻的脊髓或神经根引起牵涉痛,临床上称为椎间盘突出症。

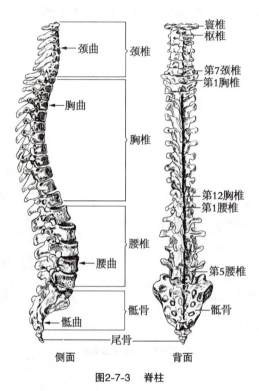

图2-7-3 脊柱

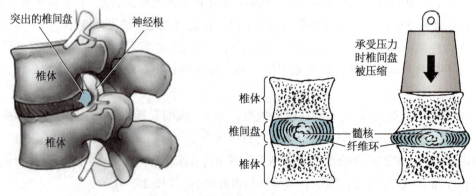

图2-7-4 椎间盘特性及椎间盘突出症示意图

> **知识链接**
>
> **椎间盘突出症**
>
> 椎间盘突出症是临床上较为常见的脊柱疾病之一。本病可发生于各个年龄段,发病与长期不良的用腰习惯、外伤、职业等因素有关。脊柱各部均可发生,由于下腰部负重较大,活动较多,故突出多发生于第4~5腰椎、第5腰椎至1骶椎间隙。患者可产生颈肩、腰、腿疼痛及麻木等一系列临床表现。目前主要有保守治疗和手术治疗,多数患者经有效的保守治疗能够缓解病情。保守治疗的方法主要采用平卧、牵引、按摩、理疗及药物治疗等。经保守治疗无效的,应积极采取手术治疗。

(二)肩胛骨

肩胛骨为三角形扁骨,贴于胸廓后外面,可分为2个面、3个缘和3个角(图2-7-5)。

(1)2个面:腹侧面有肩胛下窝。背侧面有肩胛冈,其上、下方分别有冈上窝和冈下窝。肩胛冈为肩胛骨背面高耸的水平隆起,两侧肩胛冈内侧端的连线平第3胸椎棘突;肩胛冈的外侧端为肩峰,是肩部的最高点。

(2)3个缘:肩胛骨上缘短而薄,外侧份有向前外方伸出的指状突起,称为喙突。内侧缘(脊柱缘)薄而锐利。外侧缘(腋缘)肥厚邻近腋窝。

(3)3个角:上角为上缘与脊柱缘汇合处。下角为脊柱缘与腋缘汇合处,两肩胛骨下角的连线平对第7肋或第7肋间隙,是计数肋骨的标志。外侧角为腋缘与上缘汇合处,最肥厚,有关节盂与肱骨头相关节。关节盂的上、下方各有一粗糙隆起,分别称为盂上结节和盂下结节,当上肢下垂时容易触及。

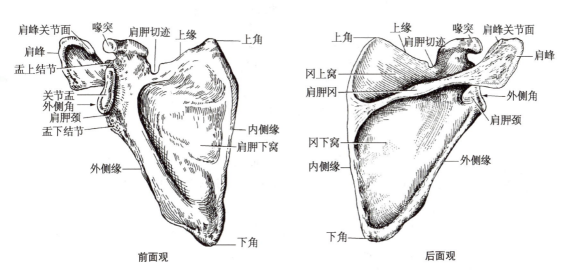

图2-7-5 右肩胛骨

(三) 肋

12对肋的肋头与12块胸椎的肋凹形成肋椎关节,详见本书模块二单元三胸腹部大体结构。

四、背腰部肌性标志

1. **斜方肌** 斜方肌为扁肌,覆盖项区和胸背区上部,详见本书模块二单元二肩颈部大体结构。

2. **背阔肌** 为全身最大的扁肌,分布于胸背区下部与腰区浅层(图2-7-6)。在斜方肌的深面,起自第6个胸椎以下棘突、胸腰棘突和髂嵴后部,肌纤维向外上集中形成扁腱,止于肱骨小结节嵴。该肌收缩时可使臂内收、旋内和后伸,当上肢上举固定时可引体向上。

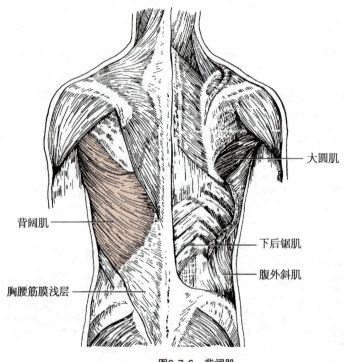

图2-7-6 背阔肌

视频5 背部按摩

3. **竖脊肌** 竖脊肌亦称骶棘肌(图2-7-7),是背肌中最长的肌,为强有力的脊柱伸肌,纵列于背深部脊柱棘突两侧的纵沟里,起自骶骨背面和髂骨后部,向上分为3束(棘肌、胸最长肌、髂肋肌),沿途分别止于椎骨和肋骨,直至颞骨乳突。收缩时维持人体直立、脊柱后伸及头后仰,单侧收缩可使脊柱侧屈。

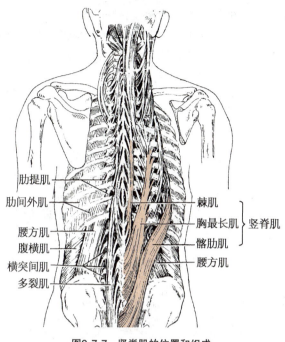

图2-7-7 竖脊肌的位置和组成

任务二 了解背腰部内脏器官及体表投影

案例导入

谢某，男，36岁。近几年反复腰背部不适。2小时前因搬动盆景花盆时用力太猛，歪坐在地上，感觉腰部剧痛，疼痛呈持续性，阵发性加重，向右侧会阴部放射。患者坐立不安，伴大汗、恶心、呕吐胃内容物2次。排尿时可见尿呈粉红色。遂去就医。

(1) 根据患者以上病情叙述，你初步诊断为什么器官疾病？
(2) 请问肾区在什么位置？

一、肾与肾区

肾是机体的主要排泄器官，对维持人体内环境稳定起着重要作用，还具有分泌肾素和促红细胞生成素等内分泌功能。

(一) 肾的位置和形态

肾为实质性器官，位于脊柱两侧，左、右各一，形似蚕豆（图2-7-8），重134~148 g。肾分为内侧缘、外侧缘、前面、后面和上端、下端。肾内侧缘中部凹陷，外侧缘隆凸，前面前凸，后面平坦，上端宽而薄，下端厚而窄。两肾呈"八"字形排列。左肾上端平第11

胸椎体下缘，下端平第 2 腰椎椎体下缘；右肾因受肝的影响，一般较左肾低半个椎体。第 12 肋分别斜过左肾后面中部和右肾后面上部。肾的内侧缘中部凹陷称为肾门，是肾血管、神经、淋巴管和肾盂的出入部位。肾盂出肾门后弯行向下，逐渐变细，移行为输尿管。

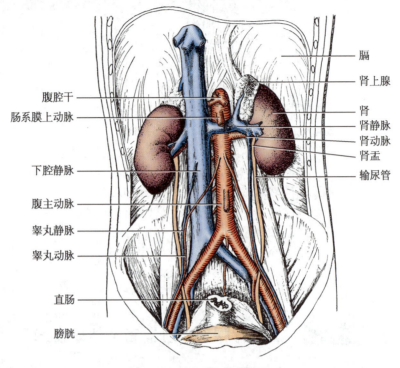

图2-7-8　肾和输尿管的位置

（二）肾区

肾门约平对第 1 腰椎高度，肾门的体表投影在竖脊肌外侧缘与第 12 肋所形成的夹角内，临床上称为肾区（图 2-7-9）。肾疾病患者，触压或叩击肾区可有疼痛。

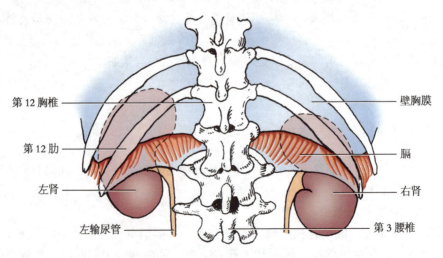

图2-7-9　肾的体表投影（后面）

二、输尿管

输尿管左、右各一，长 20~30 cm，起自肾盂，止于膀胱，是一对细长的肌性管道，在腹膜后方、脊柱的两侧下行（图2-7-8）。输尿管全程有3处生理狭窄：①输尿管起始处；②小骨盆上口，输尿管跨过髂血管处；③斜穿膀胱壁处。这些狭窄处是肾结石易滞留处。

三、脾

脾是人体最大的淋巴器官，位于左季肋部、第9~11肋的深面，长轴与第10肋一致。正常时左肋弓下触及不到脾。左季肋区受暴力冲击时易致脾破裂。脾可分为脏、膈两面和上、下两缘。脏面凹陷，近中央处有脾门，是血管、神经和淋巴管进出脾的部位。膈面平滑隆凸，与膈面相邻。上缘前部有2~3个脾切迹，脾大时是临床上触诊脾的标志（图2-7-10）。

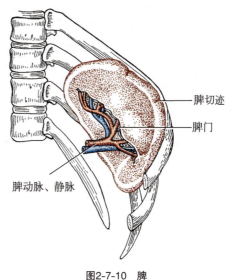

图2-7-10 脾

任务三 背腰部的美学观察

背部的健美是构成整体美的重要组成部分，而腰部是构成人体曲线美的三围之一。其美学观察内容虽不多，但却极为重要。细腰是女子形体美的一大特点，也是身躯苗条的征象之一，饱含柔软腰肢的动静态曲线美，也洋溢富有青春活力的健康美和弹性美。腰部由脊柱腰段和软组织构成，对于腰部美容学来说，其软组织中又以皮下脂肪最为重要。

一、影响背腰部美观的因素

背部是否健美，主要取决于脊柱的形态、肩胛骨的位置和背肌的发达程度；而腰部美学观察主要集中在脊柱腰段弯曲度、腰围大小和腰部形态。

（一）影响背部美观的因素

1. 脊柱形态

（1）脊柱侧面观：具有颈曲、胸曲、腰曲和骶曲4个生理性弯曲。如果弯曲度不够大或超过一定限度，都会使背部形态失去美感，从而影响整个人体的形体美。根据脊柱的弯曲程度，可将背型分为正常背、驼背、平背和鞍背等4类（图2-7-11）。

1）正常背：脊柱弯曲度最为恰当，颈曲和腰曲的最大垂直距离（到中轴线的最大横距）为3~5 cm，胸曲的最大垂直距离为2.5~4 cm。因此，从上到下，头、颈、躯干和下肢在整体上的布局协调合理，给人以和谐和统一的美感。

2）驼背:脊柱胸段过于后凸，使背部明显向后膨隆并有瘪胸。

3）平背:脊柱胸段过于前凸使胸曲消失。

4）鞍背:脊柱腰段过于前凸，使胸部扁平而腹部突隆。

（2）脊柱后面观:所有棘突应在不超过1cm范围内的垂直线上，其范围越窄越美观；若超过1cm，即有肉眼见到的脊柱侧弯，则有损于形体美和正常生理功能的发挥；超过的范围越大，损害的程度也越大（图2-7-12）。

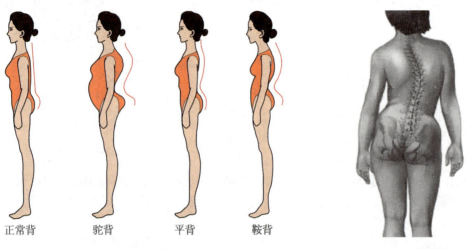

图2-7-11 人体背型　　　　　　　　　　　图2-7-12 脊柱侧弯

2. 肩胛骨的位置　肩胛骨的大部分借肌肉和肌腱连于颅后、颈部和胸廓，贴附于胸廓后部的外上方，借肩胛冈和附着于肩胛冈的肌群在背部的上外侧形成一对轮廓清晰的隆起，并加深了两隆起之间的纵沟，从而使背部在纵向上和横向上的曲线美增辉。当人体处于标准姿势时，两侧肩峰、肩胛冈应等高，肩胛骨内侧缘应等距正中线并略呈外展状态。

3. 背肌　最能影响背部形态美的肌肉主要是斜方肌、背阔肌和竖脊肌。

（1）斜方肌和背阔肌:分别以宽阔肌腹覆盖在背的上、下部，强健的肌肉给人以饱满和充满生命活力的美感。斜方肌外下缘在背部形成醒目"V"字形曲线，是背部健美的象征。

（2）竖脊肌:位于脊柱两侧纵行后侧沟，发达的竖脊肌在皮下形成两条长柱状的圆滑突起，不但增加了背部的曲线美，同时也给人以无穷力量和精神上美的享受。

（二）影响腰部美观的因素

1. 脊柱腰段的弯曲度　脊柱腰段是整个脊柱活动度最大的部分。对人体来说，无论是静态曲线美还是动态曲线美，腰段脊柱弯曲度的任何变化都会明显影响整个人体美的表达。

侧观脊柱腰段，正常腰曲最突出点至中轴线的最大距离在3~5cm；后观脊柱腰段时，棘突在同一条垂线上，并与中轴线在同一矢状平面内，或偏位不超过1cm。在脊柱腰段的功能检测中，前屈、后伸、侧屈、旋转和环转运动等均达正常。

2. 腰围　即脐部的水平围长。决定腰围大小的主要因素是腰部和腹前外侧部皮下脂肪含量的多少，皮下脂肪越多越厚，腰围就越大。调查证明，以美学角度而论，男性腰围是胸围的75%，女性腰围是胸围的2/3，或身高×0.34。腰围过大主要是皮下脂肪囤积的结果，不但显得臃肿有损于形体美，而且行动不便，妨碍生理功能的正常进行。腰围过小，则又给人以瘦弱单薄、缺神乏力和不负重担之感,也有损于形体美。

3. 腰部形态 腰部除了有恰当的腰围外,还应有腰部的形体美。腰部上下均呈前后略扁的双喇叭状圆滑地连接胸背部和盆部,因此不论是从前后方向或侧方观察腰部,均可见最凹陷的部位所在。

从前后方向观察,最凹点在两侧肋弓与髂嵴之间中点的稍上方,侧观最凹点在第 3、4 腰椎棘突处。于是,位于胸臀之间的腰部在人体曲线美中起着绝无仅有的作用,尤其是在人体处于变化多端的活动状态时,腰部的动态曲线美会表达得淋漓尽致。

二、背腰部形体美要点

1. 背部形体美要点
(1) 背型属正常背。
(2) 胸椎棘突在同一条垂线上。
(3) 两侧肩峰、肩胛冈和肩胛下角等高。
(4) 在标准姿势时,两肩胛骨内侧缘至正中线等距。
(5) 斜方肌和背阔肌轮廓可见,圆柱状的竖脊肌明显。
(6) 左右对称协调。

2. 腰部形体美要点
腰部位于腹部后方,即后腹部,而腰围又包括腹前外侧部在内。因此,腰部的健美也与腹前外侧部密切相关。理想腰部的形体健美一般应具备以下几个条件。
(1) 腰椎棘突在同一条垂线上,并与人体中轴线在同一矢状平面。
(2) 脊柱腰曲最突出点至中轴线的距离为 3~5 cm。
(3) 腹型为扁平腹。
(4) 腰围,男性为胸围的 75%,女性为胸围的 2/3 或身高 ×0.34。
(5) 两侧肋弓最低点和两侧髂嵴最高点分别在同一平面上(分别等高)。
(6) 前观和后观,左右对称。
(7) 腰部尤其是两侧和后部有明显而圆滑的缩细部,呈前后略扁的哑铃状。
(8) 腰部前屈、后伸、侧屈、旋转和环转均活动自如。

复习思考题

一、名词解释
1. 椎间盘   2. 腰围   3. 肾区

二、填空题
1. 背腰部上界以第_____颈椎棘突和两侧的_____连线为界,下界为两侧_____最高点连线,两侧界为_____之间及腋后线向下的延长线。
2. 脊柱位于_____,由_____块椎骨(即_____块颈椎、_____块胸椎、_____块腰椎)、_____块骶骨及_____块尾骨构成。

3. 背阔肌于_____和_____的浅层，主要起于_____、_____和髂嵴的后部，止于_____。该肌收缩时可使手臂_____、_____和_____。

三、选择题

1. 肩胛冈的内侧端平第（　　）胸椎棘突
   A. 4　　　B. 3　　　C. 2　　　D. 5　　　E. 6
2. 肩胛骨下角平对（　　）
   A. 第6肋骨　　　B. 第7对肋骨　　　C. 第8对肋骨
   D. 第9对肋骨　　　E. 第10对肋骨
3. 在全部椎骨中椎体最大的是（　　）
   A. 胸椎　　　B. 腰椎　　　C. 骶椎　　　D. 第7颈椎　　　E. 枢椎
4. 两侧髂嵴最高点连线平对（　　）
   A. 第3腰椎棘突　　　B. 第4腰椎　　　C. 第5腰椎棘突
   D. 第5腰椎椎间盘　　　E. 第2腰椎
5. 背阔肌（　　）
   A. 起自全部胸椎棘突　　　B. 可使关节旋外　　　C. 止于肱骨大结节
   D. 可使肩关节后伸内收和旋内　　　E. 可使关节旋内
6. 肾门位于（　　）
   A. 肾内侧缘中部　　　B. 肾窦内　　　C. 肾外侧缘中部
   D. 肾前面中部　　　E. 肾下部

四、判断正误

1. 临床上通常取第3~4腰椎间隙或第4~5腰椎间隙作为腰椎麻醉或抽取脑脊液及蛛网膜下隙给药穿刺的部位。（　　）
2. 正常成人脊柱的侧面观可见颈椎、腰椎突向前，胸椎、骶椎突向后。（　　）
3. 肩胛骨为三角形扁骨，可分为2个面、3个缘和3个角。（　　）
4. 脾是人体最大的淋巴器官，位于左季肋部、第8~10肋的深面，长轴与第11肋一致。（　　）

五、简答题

1. 简述背腰部的皮肤特点。
2. 叙述肩胛骨的形态、结构特征。
3. 理想腰部的形体健美应具备哪些条件？

（谭　亮）

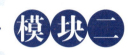

美容局部应用解剖

单元八 四肢大体结构

(1) 熟悉四肢的骨性标志和肌性标志，并能在活体上辨认。
(2) 了解四肢主要血管、淋巴及神经的分布和走向。
(3) 掌握四肢的美学标准，懂得日常生活中如何通过锻炼健美四肢。

四肢集中了人体大部分运动器官骨骼、关节和肌肉，是人体中运动最活跃的部分。男性四肢的骨骼和肌肉在外形上显露，关节周围的韧带较紧；女性的四肢则比较细小，皮下组织较男性的丰满，外表浑圆，关节活动范围大，周围韧带较松，其动作轻柔灵活。

任务一　熟悉上肢浅表解剖结构

上肢与下肢相比较，其特点是：骨骼轻巧，关节形式各异，肌肉形态较小，数目众多，运动灵活。腕和手又是前臂的直接延续，适应旋转和对掌的功能。

一、上肢境界与分部

上肢借肩部、腋区与颈部、胸部和背部相连。上界以锁骨、肩峰至第7颈椎棘突的连线为界；前界为三角肌前缘；后界为三角肌后缘；下界通过腋前、后皱襞下缘中点的连线与胸背部为界。上肢可分为肩、臂、肘、前臂和手部（图2-8-1）。

二、上肢骨及其连结

（一）自由上肢骨

上肢骨包括上肢带骨和自由上肢骨。上肢带骨包括肩胛骨（详见本书模块二单元四背腰部大体结构）和锁骨（详见本书模块二单元二肩颈

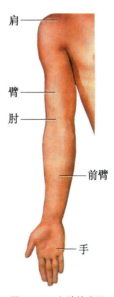

图2-8-1　上肢的分区

部）；自由上支骨包括肱骨、桡骨和尺骨以及手骨(腕骨、掌骨和指骨)。这里只介绍自由上肢骨。

1. **肱骨** 是上肢最粗大的管状骨，分为上、下两端，以及中间的体（图2-8-2）。上端呈半球形称为肱骨头；与肩胛骨的关节盂相关节，肱骨头的外侧和前方各有一骨性隆起，分别称为大结节和小结节。肱骨上端与肱骨体交界处稍细，称为外科颈，是骨折好发部位。肱骨体的上段呈圆柱形，下段呈三棱形。肱骨下端膨大，外侧呈半球形的关节面，称为肱骨小头。内侧有呈滑车状的关节面，称为肱骨滑车。小头的外侧和滑车的内侧各有一突起，分别为外上髁和内上髁。肱骨大结节和内上髁、外上髁均可在体表扪到。

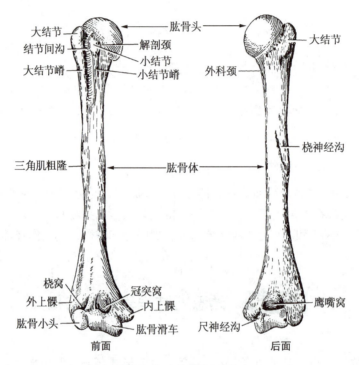

图2-8-2 右肱骨形态结构

2. **桡骨** 位于前臂外侧，上端细小，呈短圆柱状的部分称为桡骨头。桡骨头的下方稍细部分称为桡骨颈。桡骨颈的内下有一卵圆形隆起，称为桡骨粗隆，有肱二头肌腱止于此处。桡骨下端较粗大，外侧部向下突出，称为桡骨茎突，可在体表扪及（图2-8-3）。

3. **尺骨** 位于前臂内侧部，上端较粗大，前面有一深凹，称为滑车切迹，与肱骨滑车相关节。滑车切迹后上方的突起称为鹰嘴，鹰嘴是肘后最大的骨突，为上肢重要的骨性标志。尺骨体上端较粗，呈三角形；下段较细呈圆柱形，外侧缘锐利。下端为尺骨头，其后内侧的突起称为尺骨茎突，活体容易触及（图2-8-3）。

4. **手骨** 包括腕骨、掌骨、指骨（图2-8-4）。

（1）腕骨：属于短骨，共8块，分别是舟骨、月骨、三角骨、豌豆骨、大多角骨、小多角骨、头状骨和钩骨。8块腕骨借关节和韧带相互连结成为一体，背侧面隆突，而掌侧面凹陷，形成腕骨沟。编成口诀"舟月三角豆，大小头状钩"，以方便记忆。

（2）掌骨：共5块，由桡侧向尺侧依次为1~5掌骨。第1掌骨粗短，其底有鞍状关节面，与大多角骨构成关节。

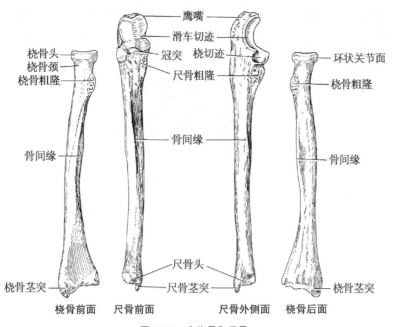

图2-8-3 右桡骨和尺骨

（3）指骨：属长骨，共14块。拇指有2节，分为近节和远节；其他各指均为3节，分别为近节指骨、中节指骨和远节指骨。远节指骨远侧端掌面膨大粗糙，称为远节指骨粗隆。

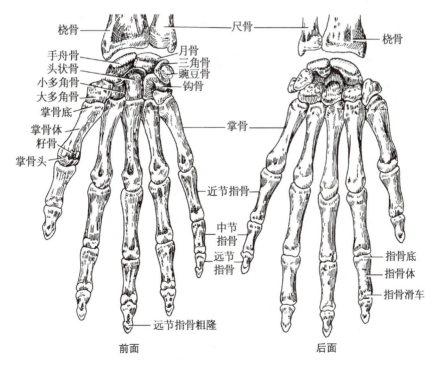

图2-8-4 右手骨

（二）上肢骨的连结

1. 肩关节 由肩胛骨的关节盂和肱骨头组成（图2-8-5）。为全身运动幅度最大、最灵活的关节，可做前屈、后伸、内收、外展、旋内、旋外和环转运动。肩关节的上、前、后壁都有肌腱纤维织入加强，其下壁较薄弱，故肩关节脱位时肱骨头常从前下方脱出。

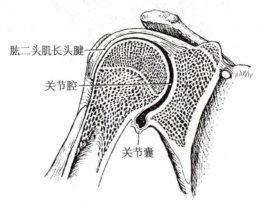

图2-8-5　肩关节（冠状切面）

知识链接

肩周炎

肩周炎又称肩关节周围炎，俗称凝肩，是肩关节囊及其周围韧带、肌腱和滑囊的慢性特异性炎症。表现为肩部疼痛，夜间为甚，逐渐加重，肩关节活动功能受限且日益加重，持续一段时间后逐渐缓解，多数可完全复原。本病的好发年龄在50岁左右，女性发病率略高于男性，多见于体力劳动者。如得不到有效的治疗，有可能严重影响肩关节的功能和活动。

2. 肘关节　由肱骨下端和尺骨、桡骨上端组成（图2-8-6），包括3个关节（肱尺关节、肱桡关节、桡尺近侧关节），共同被包裹在一个关节囊内。关节囊的前、后壁较薄弱而松弛，内、外侧壁较紧张，并有韧带加强。肘关节可做屈伸运动。

3. 手关节　包括桡腕关节、腕骨间关节、腕掌关节、掌骨间关节、掌指关节和指骨间关节。桡腕关节又称腕关节，由桡骨下端和尺骨远侧的关节盘与腕骨组成，可做屈伸、内收、外展和环转运动（图2-8-7）。

三、上肢肌形态结构

1. 三角肌　位于肩部，呈三角形。该肌包绕肩关节，起于肩胛骨和锁骨，止于肱骨的三角肌粗隆，形成肩部的圆隆外形。若此肌瘫痪萎缩，则肩峰突出于皮下，使肩部呈方形。该肌的主要作用是使肩关节外展。三角肌的外上部肌质丰厚，且无重要的神经和血管，是临床肌内注射的常选部位（图2-8-8）。

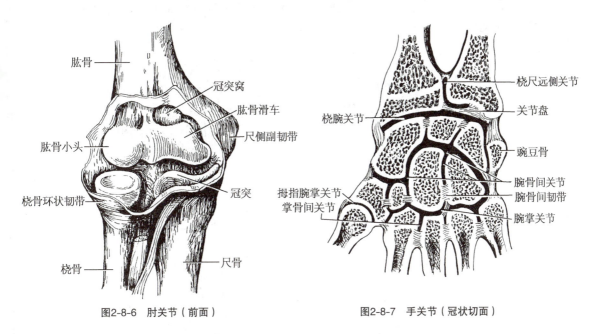

图2-8-6 肘关节（前面）　　　　图2-8-7 手关节（冠状切面）

2. 肱二头肌　肱二头肌位于臂前区，呈梭形，有长、短两个头（图2-8-8）。起于肩胛骨，止于桡骨上端。此肌收缩时屈肘关节。此时肱二头肌隆起，为人体健美重要标志之一。

3. 肱三头肌　位于臂后区，有3个头（长头、外侧头、内侧头），起于肩胛骨和肱骨，止于尺骨鹰嘴（图2-8-8）。此肌收缩时伸肘关节。肱三头肌收缩时肌腹的隆起远不如肱二头肌明显。

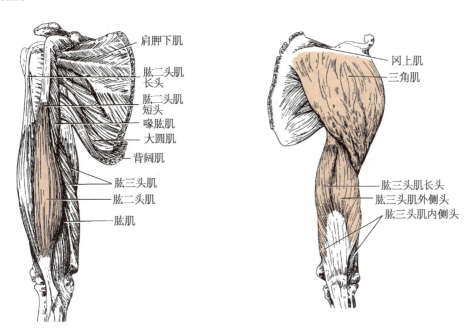

图2-8-8　上肢带肌和臂肌

4. 前臂肌群 位于桡骨、尺骨的周围，多数为长肌；近侧为肌腹，远侧为细长的腱。主要运动肘关节、腕关节和手关节（图2-8-9）。

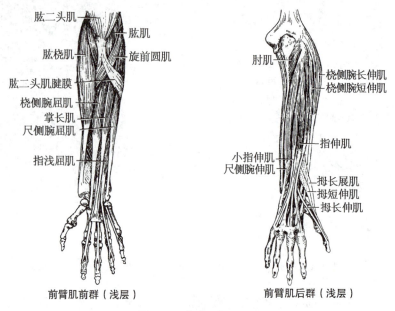

图2-8-9 前臂肌浅层肌群

5. 手肌 位于手掌，是一些短小的肌，其作用是运动手指。手固有肌主要完成手的精细动作，来自前臂的长肌完成手和手指的用力运动。长肌、短肌共同作用，使手能执行一系列重要功能，如抓、捏、握持、夹和提等（图2-8-10）。

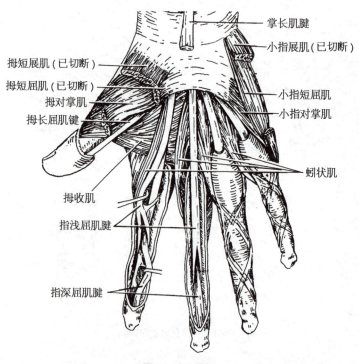

图2-8-10 手肌

四、上肢局部结构

1. 腋窝　胸外侧壁与臂上部之间的四棱锥形的腔隙，由皮肤和筋膜覆盖。腋窝内富有脂肪和淋巴结，并有重要的血管、神经等通过。

2. 肘窝　位于肘关节前方的三角形间隙，表面覆有皮肤和筋膜。肘窝内有血管、神经和肱二头肌腱等结构。

五、上肢血管、淋巴和神经

（一）上肢动脉

营养上肢的动脉来源于锁骨下动脉（图2-8-11、图2-8-12）。

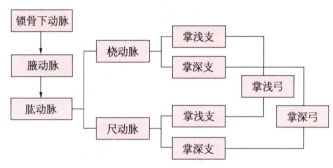

图2-8-11　上肢的血管分支

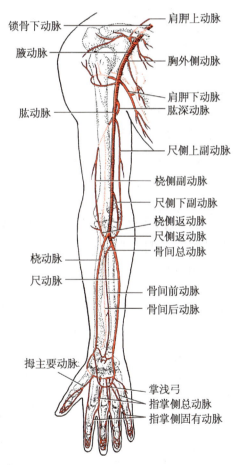

图2-8-12　上肢动脉分支

1. **腋动脉** 起自锁骨下动脉，向外下经腋窝深部至背阔肌下缘移行为肱动脉。腋动脉主要营养肩部、胸前外侧壁和乳房等。

2. **肱动脉** 续于腋动脉，沿肱二头肌的内侧至肘窝，分为桡动脉和尺动脉。肱动脉位置表浅，可在肘窝内上方触到其搏动，此处为测量血压时的听诊部位。当前臂和手部出血时，可在臂中部用指压法将肱动脉压向肱骨以达到暂时止血的目的。

3. **桡动脉** 由肱动脉分出，沿前臂桡侧下行，经腕部到达手掌。桡动脉的下段仅被皮肤和筋膜覆盖，位置表浅，可触到其搏动，是临床上触摸脉搏的常用部位。

4. **尺动脉** 由肱动脉分出，沿前臂前面尺侧下行到手掌。桡动脉与尺动脉发出的分支分布于前臂。当手部出血时，可在桡腕关节上方两侧同时压迫桡动脉、尺动脉，可暂时止血（图2-8-13右图）。

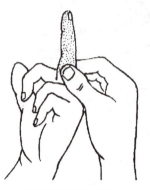
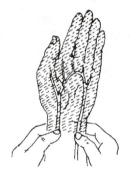

压迫手指根部两侧止血　　同时压迫尺动脉、桡动脉止血

图2-8-13　手部出血的止血方法

5. **掌浅弓和掌深弓** 由尺动脉与桡动脉末端支吻合而成，其分支分布于手掌和手指。分布于手指的动脉行于第2~5指的相对缘，当手指出血时，可压迫手指根部两侧止血（图2-8-13左图）。掌浅弓和掌深弓以及弓间的交通支保证了手在握拿物体时的血液供应。

（二）上肢静脉

上肢静脉包括上肢浅静脉和上肢深静脉。上肢浅静脉（图2-8-14）包括手背静脉网、头静脉、贵要静脉、肘正中静脉及其属支。上肢深静脉在此不作叙述。

1. **手背静脉网** 手背静脉数目多，吻合成网状，位置表浅，为临床输液常用的静脉（图2-8-14）。

2. **头静脉** 起于手背静脉网的桡侧，收集手和前臂桡侧浅层结构的静脉血，注入腋静脉。

3. **贵要静脉** 起于手背静脉网的尺侧，收集手和前臂尺侧浅层结构的静脉血，注入肱静脉。

4. **肘正中静脉** 斜行于肘窝皮下，连于头静脉与贵要静脉之间，短而粗，位置表浅恒定，是临床上采血或静脉注射的常用血管。

（三）上肢淋巴

上肢的淋巴结主要为腋淋巴结（图2-6-10），位

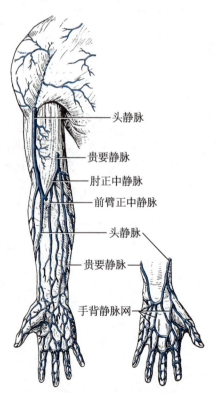

图2-8-14　上肢浅静脉及手背静脉网

于腋窝内，沿着腋部血管及其分（属）支排列，数目较多，有 15~20 个，收纳上肢胸前外侧壁、乳房和肩部等处的浅、深淋巴；其输出管汇成锁骨下干，左侧的注入胸导管，右侧的注入右淋巴导管。当上肢感染或乳腺癌转移时，常引起腋淋巴结肿大。

（四）上肢神经

支配上肢的神经来源于臂丛，有 5 条分支，分别为腋神经、肌皮神经、正中神经、桡神经和尺神经（图 2-8-15）。

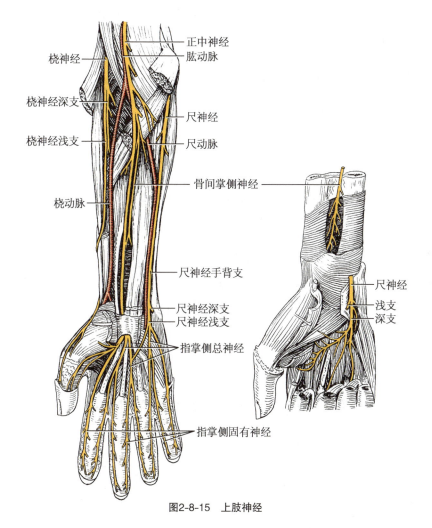

图 2-8-15　上肢神经

1. **腋神经**　从臂丛后束发出，支配三角肌。肱骨外科颈骨折、肩关节脱位和使用腋杖不当所至的重压等，都有可能造成腋神经损伤，导致三角肌瘫痪（方形肩）、臂不能外展、肩部和臂外上部皮肤感觉障碍。

2. **肌皮神经**　自臂丛发出后支配肱二头肌，肱骨骨折和肩关节损伤时可伴发肌皮神经的损伤，表现为屈肘无力及前臂外侧部皮肤感觉减弱。

3. **正中神经**　分布于前臂前群大部分肌、手掌外侧群肌及手掌面桡侧皮肤（图 2-8-16）。正中神经损伤时，表现为鱼际肌萎缩，手掌变平呈"猿手"，同时桡侧 3 个半手指掌面皮肤

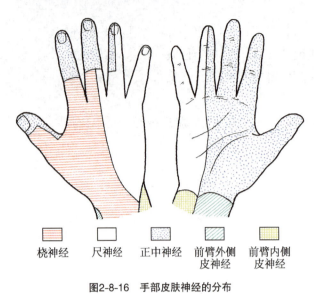

及桡侧半手掌出现感觉障碍（图2-8-17）。

4. 尺神经 尺神经的分支分布于前臂前群尺侧肌、大部分手肌以及手掌、手背两面尺侧的皮肤（图2-8-16）。尺神经损伤时，易患"爪形手"或"鼠标手"（图2-8-17）。尺神经在肱骨内上髁后方的尺神经沟内位置最浅，极易触及。

5. 桡神经 桡神经分布于肱三头肌、前臂后群肌及手背桡侧，以及桡侧3个半手指近节背面的皮肤（图2-8-16）。桡神经损伤后，表现为"垂腕"及相应皮肤感觉障碍（图2-8-17）。

图例：桡神经　尺神经　正中神经　前臂外侧皮神经　前臂内侧皮神经

图2-8-16　手部皮肤神经的分布

视频6　手部按摩

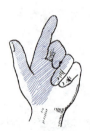 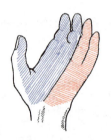 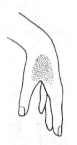 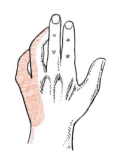

正中神经损伤　　正中神经和尺神经合并损伤（猿手）　　桡神经损伤（垂腕）　　腕部尺神经损伤（指环、小指爪形手）

图2-8-17　桡神经、尺神经和正中神经损伤时的手形及皮肤感觉丧失范围

任务二　熟悉下肢浅表解剖结构

案例导入

小芳是一名有10年工龄的手术室护士，平时工作以站立居多，近日发现双下肢静脉扩张、迂曲，有时感到下肢静脉扩张处有刺痛感，活动后加重，休息后或者晨起时缓解。近日发现左下肢内踝区出现色素沉着，有一处邮票大小溃疡，在当地医院予以间断溃疡换药治疗，但溃疡一直未愈合。为求进一步诊治，入院治疗。诊断：双下肢大隐静脉曲张。请问：

1. 发生静脉曲张与患者的工作是否有关？
2. 静脉曲张的临床表现是什么？该怎样治疗？

下肢借骨和韧带与躯干相连。下肢的骨骼粗大、肌肉发达，具有支撑体重及运动的功能，下肢的稳固性大于灵活性，从而维持身体在三维空间的平衡。

一、下肢境界与分区

下肢以根部与躯干直接相连，上界前方以腹股沟和髂嵴前份与腹部分界；外后方以髂嵴后份和髂后上棘至尾骨尖的连线与腰部、骶尾部为界；内侧以腹股沟与会阴部为界。下肢可分为臀区、股、膝、小腿、踝和足部（图2-8-18）。

二、下肢骨

下肢骨包括下肢带骨和自由下肢骨。下肢带骨包括髋骨（详见本书模块二单元三胸腹部大体结构），自由下肢骨包括股骨、髌骨、胫骨、腓骨和足骨（跗骨、跖骨和趾骨）（图2-8-19）。

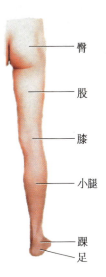

图2-8-18　下肢的分区

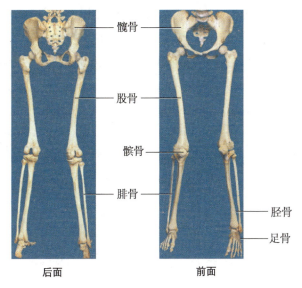

后面　　　　　前面

图2-8-19　下肢骨

1. **股骨**　位于大腿，是人体最长最坚实的长骨，长度约为身高的1/4。股骨上端有朝向内上、呈球形的股骨头，与髋臼形成髋关节；股骨头外下方较细的部分称为股骨颈。股骨颈与体交界处的外上方有一较大的突起，称为大转子（可在体表扪及）。股骨下端可见两个突向后下方的膨大，分别称为内侧髁和外侧髁（图2-8-20）。

2. **髌骨**　位于膝关节前方，略呈三角形，尖向下，在体表可清楚摸到其轮廓。

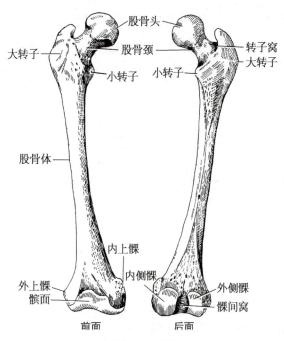

图2-8-20 股骨

3. **胫骨** 位于小腿的内侧部，上端膨大，向两侧突出，形成内侧髁和外侧髁；胫骨上端前面的突起，称为胫骨粗隆；胫骨体呈三棱状，前缘锐利，内侧面平坦，均位于皮下；胫骨下端内侧部向下的突起称为内踝，内踝是测量下肢长度的标志点。内侧髁、外侧髁、胫骨粗隆和内踝均可在体表扪及（图2-8-21）。

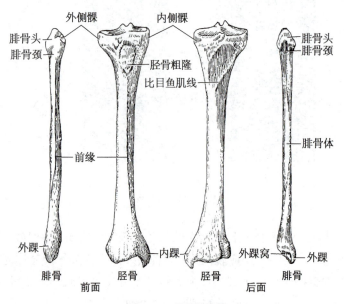

图2-8-21 胫骨和腓骨

4. **腓骨** 位于小腿外侧部，细长，上端膨大，称为腓骨头；下端略呈扁三角形，称为外踝。腓骨头和外踝均可在体表扪及，是重要的骨性标志（图2-8-21）。

5. **足骨** 足骨由近及远，包括跗骨7块、跖骨5块和趾骨14块（图2-8-22）。足骨借关节和韧带紧密连结，在纵、横方向上都形成凸向上的弓形，称足弓。足弓增加了足的弹性，可减少行走或跑跳时地面对身体的冲击力，起到缓冲震荡、保护脑和体内器官，以及保护足底神经和血管的作用。

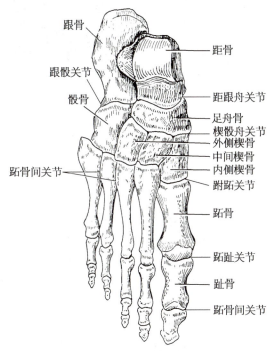

图2-8-22 右足骨（上面）及足关节

知识链接

扁平足

扁平足是指先天性或后天性因素导致足弓低平、足部软组织松弛、跟骨外翻等足部畸形（图2-5-48）。临床表现为久站或行走时足部疼痛或不适，尤其踝关节前内侧肿胀、压痛明显，休息后可减轻。严重者可发展为痉挛性平足，并可诱发并发症。扁平足的人不能参军，原因是军人需要经过高强度的体力训练，会进一步造成足部畸形恶化，从而产生足部许多疾病，可能导致无法进行训练。

三、下肢骨的连结

1. **髋关节** 由髋臼和股骨头组成（图2-8-23）。髋臼较深，与股骨头的接触面较大，关节囊厚而紧张，稳固性强，适于承重和行走。髋关节的运动与肩关节相同，可做屈、伸、内收、外展、旋内、旋外和环转运动，但较肩关节运动幅度小。

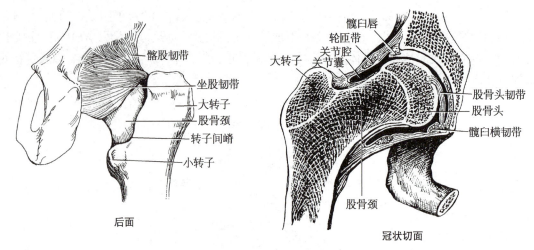

图2-8-23 髋关节的结构组成

2. **膝关节** 是人体最复杂的大关节。由股骨下端、胫骨上端和髌骨组成（图 2-8-24）。关节囊宽阔而松弛，但其韧带发达，其中前壁的髌韧带最强大。关节囊内有交叉韧带和内、外侧半月板，有利于关节的稳固和运动。膝关节可做屈、伸和轻度旋转运动。

3. **足关节** 包括踝关节、跗骨间关节、跗跖关节、跖骨间关节、跖趾关节和趾骨间关节（图2-8-22）。踝关节是由胫骨、腓骨的下端与距骨滑车构成，踝关节能做背屈（伸）和跖（屈）运动。

四、下肢肌

1. **臀大肌** 呈不规则四边形，大而肥厚，几乎占整个臀区皮下，形成臀部凸隆外形。臀大肌起于髋骨和骶骨后面，主要止于股骨上部的后面，可使髋关节后伸和旋外。臀大肌外上1/4区肌质肥厚，血管和神经较少，是临床肌内注射的常选部位（图 2-8-25）。

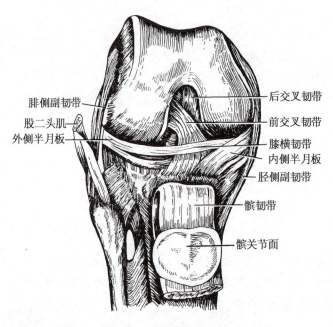

图2-8-24 膝关节（已切开）

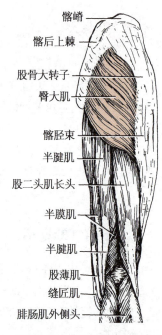

图2-8-25 大腿后面浅层肌肉

2. **股四头肌** 位于股部前面和外侧皮下,此肌的4个头(股直肌、股中间肌、股外侧肌、股内侧肌)在股骨下端会合成为一扁形肌腱,跨过膝关节前面止于胫骨粗隆。腱内包绕髌骨,髌骨上部的肌腱为股四头肌腱,髌骨下部即髌韧带。股四头肌的主要作用是伸膝关节(图2-8-26)。

3. **小腿三头肌** 位于小腿后面皮下,由浅表的腓肠肌(两个头)和较深层的比目鱼肌组成,三头向下合成粗大的跟腱止于跟骨。跟腱位置表浅,是重要的肌性标志。腓肠肌肌腹形成小腿后面的肌性隆起,俗称"小腿肚"。小腿三头肌主要作用是使足跖屈和屈膝关节(图2-8-27)。

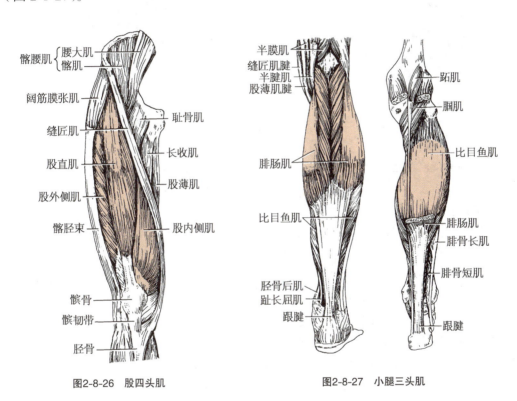

图2-8-26 股四头肌　　　图2-8-27 小腿三头肌

五、下肢局部结构

1. **股三角** 位于股前上部,由腹股沟韧带、缝匠肌内侧缘及长收肌内侧缘围成,表面覆有筋膜和皮肤。股三角在腹股沟韧带下方由内侧向外侧依次排列的有股静脉、股动脉和股神经(图2-8-28)。

2. **腘窝** 是膝关节后方的菱形间隙,表面覆有筋膜和皮肤,腘窝内有腘动脉、腘静脉、胫神经、腓总神经以及淋巴结和脂肪组织等(图2-8-29)。

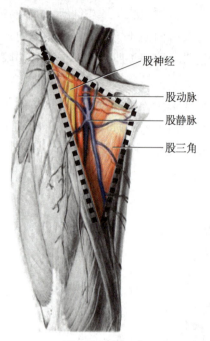

图2-8-28 股三角

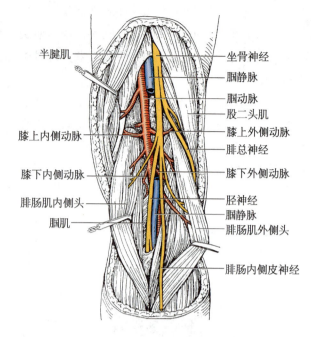

图2-8-29 腘窝内结构

知识链接

臀大肌肌内注射

臀大肌是肌内注射的常用部位，临床上有两种定位方法，即十字法和连线法（图2-8-30）。

（1）十字法：从臀裂定点向左或向右划一水平线，从髂嵴最高点向下作一垂直线，将臀部分为4个区，其中、外上区为注射部位。

（2）连线法：从髂前上棘到尾骨连线的外1/3为注射部位。

臀大肌肌内注射的关键是避开重要血管和神经。

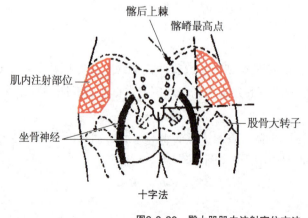
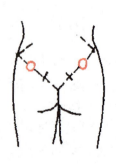

十字法　　　　　　　　　　　连线法

图2-8-30 臀大肌肌内注射定位方法

六、下肢血管、淋巴和神经

（一）下肢动脉

营养下肢的动脉来源于髂外动脉（图 2-8-31）。

1. **股动脉** 为髂外动脉的直接延续，是下肢的动脉主干。在股三角内下行至腘窝，移行为腘动脉。在腹股沟韧带中点的稍下方，股动脉位置表浅，在活体上可摸到其搏动。当下肢出血时，可在该处将股动脉压向耻骨上支进行压迫止血。股动脉的分支营养大腿肌、腹前臂下部的皮肤和外阴部（图 2-8-32）。

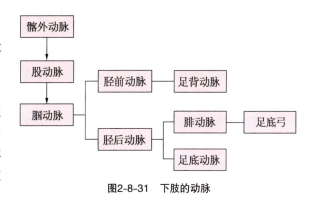

图2-8-31 下肢的动脉

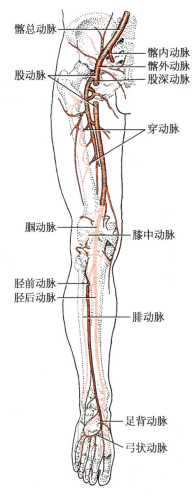

图2-8-32 下肢动脉模式图

2. **腘动脉** 续于股动脉，经腘窝深部下行分为胫前、胫后动脉，并发出分支分布于膝关节及附近肌肉（图 2-8-33）。

3. **胫前动脉及足背动脉** 分布于小腿前群肌,行至足背移行为足背动脉。足背动脉的位置表浅,在内、外踝前方连线的中点可触其搏动,足背出血时可压迫该处足背动脉进行止血(图2-8-33)。

4. **胫后动脉** 分布于小腿肌后群和外侧群,腓动脉为胫后动脉的重要分支,进入足底分为足底内侧动脉和足底外侧动脉。胫后动脉的分支营养小腿后群肌、外侧群肌及足底肌(图2-8-33)。

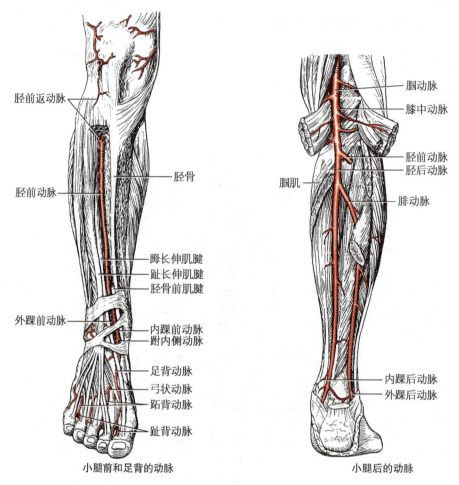

图2-8-33 小腿和足背动脉

(二)下肢静脉

下肢静脉比上肢静脉瓣膜多,浅静脉与深静脉之间的交通支也较丰富。这里主要介绍下肢的浅静脉,即小隐静脉和大隐静脉(图2-8-34)。

1. **大隐静脉** 是全身最长的浅静脉。起自足背静脉弓内侧,注入股静脉。大隐静脉收集足、小腿和大腿的内侧部以及大腿前部浅层结构的静脉血。大隐静脉在内踝前方的位置表浅而恒定,是输液和注射的常用部位。

2. **小隐静脉** 起自足背静脉弓外侧,经外踝后方上行,注入腘静脉。小隐静脉收集足外侧部和小腿后部浅层结构的静脉血。

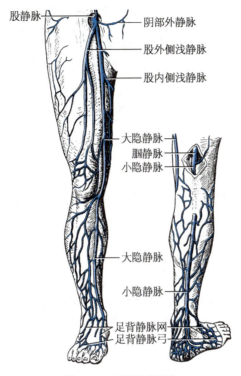

图2-8-34 下肢的浅静脉

知识链接

静脉曲张

静脉曲张是常见病，主要发生在大隐静脉。有些人因大隐静脉先天性管壁薄弱，加之该静脉为全身最长的浅静脉，在皮下缺乏有力的支持，又因长期站立工作或慢性腹压增高等因素，易导致管壁扩张，瓣膜关闭不全，浅、深静脉血液逆流，继而管壁伸长、迂曲，形成静脉曲张。避免长时间保持一个姿势（如久站、久坐）、穿长筒弹性袜、休息时垫高双腿、适当运动等都可防治静脉曲张。

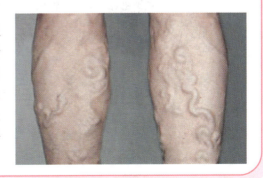

（三）下肢淋巴

下肢的主要淋巴结有腹股沟浅淋巴结和腹股沟深淋巴结，收纳腹前外侧壁的下部、臀部、会阴、子宫底及下肢等处的淋巴，其输出管注入髂外淋巴结（图2-8-35）。

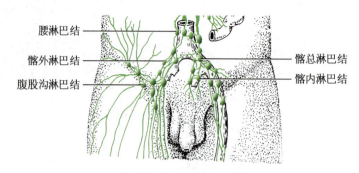

图2-8-35 腹股沟淋巴结示意图

(四)下肢神经

下肢的神经来源于腰丛或骶丛。

1. **股神经** 由腰丛发出后,经腹股沟韧带中点深面、股动脉外侧进入股三角,其分支分布于股前群肌、股前部、小腿内侧份和足内侧缘的皮肤(图2-8-36)。

2. **闭孔神经** 自腰丛发出后穿经闭孔至股内侧,支配股内侧群肌等。

3. **坐骨神经** 是全身最粗大的神经,自骶丛发出,行至臀大肌的深面,经股骨大转子和坐骨结节之间连线中点下降达腘窝,在腘窝上方分为胫神经和腓总神经。坐骨神经是大腿肌后群、小腿肌和足底肌的运动神经,也是小腿和足的重要感觉神经。临床上进行肌内注射时应避开坐骨神经。坐骨神经痛时,沿其走向常出现压痛(图2-8-36)。

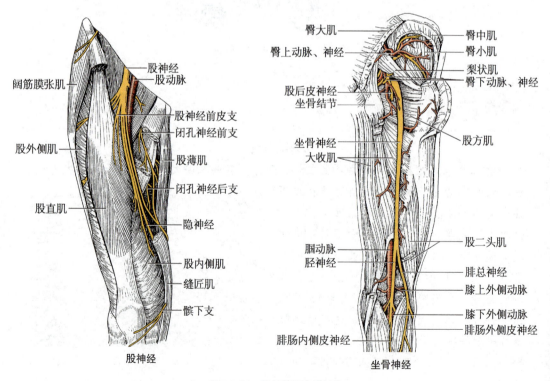

图2-8-36 股神经和坐骨神经

4. **胫神经** 为坐骨神经的延续,在小腿后面,继而在内踝后方入足底。胫神经损伤后由于小腿后肌群收缩无力,而小腿前外侧群肌的过度牵拉,使足背呈背屈或外翻,出现所谓"钩状足"(图2-8-37)。

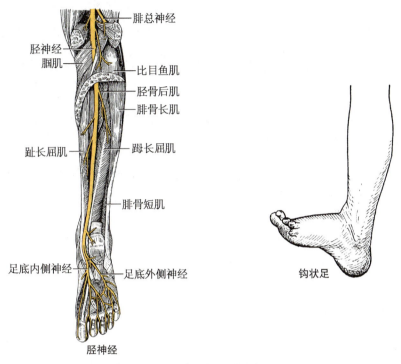

图2-8-37 胫神经和钩状足

5. 腓总神经 在腘窝处自坐骨神经分出，分布于小腿肌前群、外侧群及足背。腓总神经损伤后由于小腿前、外侧肌群功能丧失，表现为足不能背屈，趾不能伸，足下垂且内翻，呈"马蹄内翻足"（图2-8-38）。

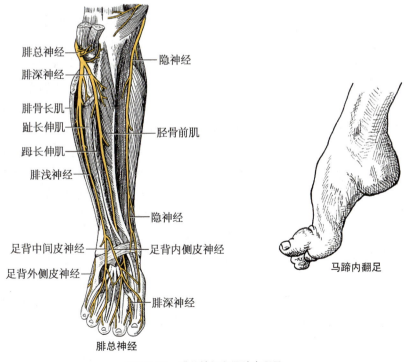

图2-8-38 腓总神经和马蹄内翻足

任务三　四肢的美学观察

案例导入

小明是大一新生，今年通过学校报名征兵，身高及体重各方面都符合要求，但在体检时却因为腿型是O型腿而被刷掉。为此，他感到非常懊恼，也逐渐变得非常自卑。

请问：

(1) 小明的问题具体出在什么地方？什么是O型腿？

(2) 作为朋友的你该如何帮助他？

一、上肢的美学观察

（一）臂部的美学观察

上臂对于人的形体美，最醒目的是肌肉的发达程度，常常以臂部前肌群的形态衡量和评价臂部的外形美。屈肘时，肱二头肌收缩隆起显著，是上臂健美的重要标志之一，对男性健美尤为重要。可根据上肢伸展时的形态特征，将上臂部的伸展类型分为以下3种类型。

1. **欠伸型**　伸展不足，当手掌向上、两臂用力向左、右水平伸展时上臂与前臂不在同一条直线上，前臂稍向上曲。

2. **过伸型**　伸展过度，当手掌向上、两臂用力向左、右水平伸展时上臂与前臂不在同一条直线上，前臂稍向下曲。

3. **直伸型**　当手掌向上、两臂用力向左、右水平伸展时上臂与前臂在同一条直线上。

上臂的生理性变化主要是老化改变，随着年龄的增长，表现为皮肤松弛、肌肉萎缩、组织弹性降低，以内侧近腋窝处明显。上肢外展时可见上臂内侧皮肤软组织下垂，在女性此处浅筋膜的增厚及松弛则更为明显，常需行吸脂术进行去脂。

（二）手的美学观察

手在人的生活过程中有着十分重要的意义，是参与人体运动最多、功能复杂的器官。一个人的手，可向外界提供多种信息，如性别、年龄、健康状况，甚至遗传信息。手也是人们日常装饰和美化的部位，手的动作和姿态，可以部分反映个人的修养。手裸露在外，易发生老化改变，表现为手背皮肤松弛、皮纹增多、弹性降低、皮下脂肪减少；手掌角化层增厚，皮肤变硬，形成皲裂；指甲无光泽，关节僵硬等。手与外界接触十分频繁，故易受损伤，必须注意保护。

手外形的性别差异明显。男性手指粗，掌宽厚，指圆而方，由于皮下脂肪少，手背静脉和肌腱轮廓清晰；女性手指较纤细，指修长，指头尖，关节灵活，皮下脂肪厚，外形丰满，指背静脉及肌腱显露不明显。

1. 手的表面纹理

（1）掌纹：是位于手掌面关节屈曲或对掌活动处所形成的粗大皮肤凹沟，正常掌纹的形态和走向由近侧至远侧分别为鱼际纹、掌中纹和掌远纹。但在手掌桡侧缘的位置存在个体差异，3条线形成"个"字形或"川"字形的排列（图2-8-39、图2-8-40）。变异型掌纹是掌中纹和掌远纹合二为一，由手掌桡侧向内横贯全掌达尺侧缘，故又称通贯型。

（2）指纹：是人类手指末节指腹的皮肤纹理，对每个人具有高度的特异性，即世界上没有两个指纹相同的人，而且指纹具有终生不变的特征。一般将指纹分为3类，分别为弓形纹、箕形和斗形纹（图2-8-41）。

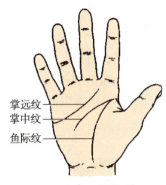

图2-8-39 手掌的褶纹

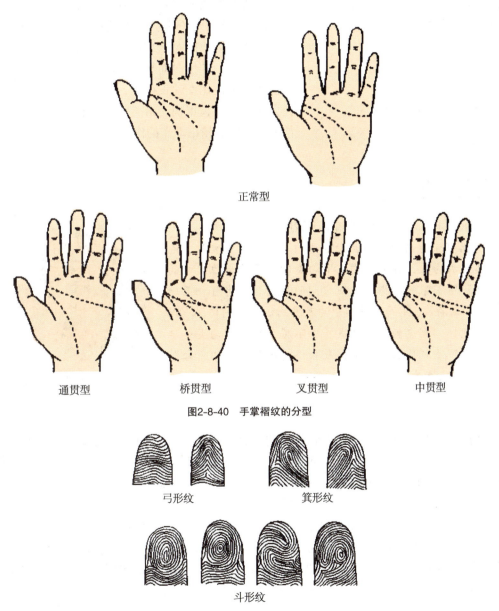

图2-8-40 手掌褶纹的分型

图2-8-41 指纹的类型

2. 指（趾）甲

（1）指甲的结构：指（趾）甲由致密坚厚的角蛋白组成，分为甲板和甲根（图2-8-42）。甲板质硬，厚0.30~65 mm，呈粉红色，稍隆起。覆盖甲板周围的皮肤称为甲廓，甲根被近端甲廓覆盖。甲根部的皮肤皱襞称为甲皱（图2-8-43）。甲板近端的弧形淡白色区称为甲弧影（又称甲半月），是因为此处黏附的上皮较厚，使其下面的血管红色不易透过所致（图2-8-43）。甲板深面的组织为甲床，有丰富的血管和神经，可营养指甲并产生感觉（无痛觉，有触觉）。在甲弧影和甲根的深面有甲基质（甲母质），是甲的生长区，此区的甲细胞发育形成甲板。甲板的两侧嵌在甲廓皮肤所成的甲皱内，其与甲皱间形成的间隙称为甲沟。手指甲的生长速度一般每天约为0.1 mm，比趾甲快2~3倍。指（趾）甲的生长速度常因健康状况、生活习惯和工作情况而异。一般情况下，夏天比冬天长得快，男性比女性长得快，白天比黑夜长得快，年轻人比老年人长得快。指（趾）甲有保护此区皮肤和帮助手指完成精细动作的作用。

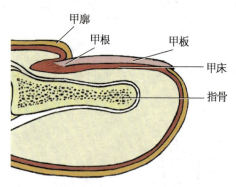

图2-8-42 指(趾)甲的结构

知识链接

甲沟炎和甲下脓肿

指甲除游离缘外，其余3边均与皮肤皱襞相接，连接部形成沟状，称为甲沟。甲沟炎即在甲沟部位发生的感染。甲下脓肿即指甲与甲床间的感染。两者可相互转化或同时存在。甲沟炎多因甲沟及其附近组织刺伤、擦伤、嵌甲或拔"倒皮刺"后造成。甲下脓肿常由甲沟炎蔓延所致或甲下刺伤引起感染，或指端挤压伤而致甲下血肿继发感染。

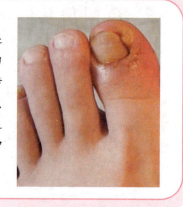

（2）指甲外形：正常指甲微向背侧隆起，表面光滑润泽，微见沟纹；若按压末端则呈现白色，去除压力后立即恢复均匀一致的肉红色；甲弧影呈半月状，清晰明快；甲质坚挺硬韧，厚薄均匀；甲皱红润，柔韧整齐。这表明指甲富有弹性，气血充足，经络运行流畅，是身体健康的标志。

1）正常指甲：一般呈现方形或长方形、圆形或椭圆形（图2-8-43）。

2）异常指甲：可因遗传、疾病、营养缺乏、接触腐蚀性物品或外伤等原因引起，表现为指甲的颜色、长度、宽度、厚度和甲弧影的变化，以及甲面出现凹凸、沟纹和斑点等（图2-8-44）。

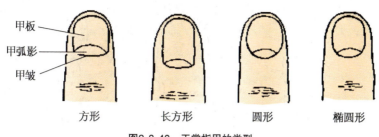

图2-8-43 正常指甲的类型

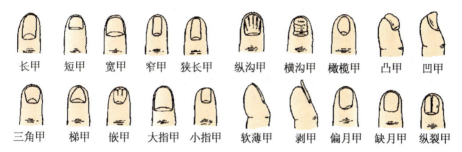

图2-8-44 异常指甲的类型

3. 手的美学标准 健美的手才是理想的手。健美的手有以下几个表现。

(1) 手型:以正方形手或圆锥形手为最美,前者以男性为主,后者以女性为主。

(2) 掌型:以圆型或四方型手掌为最美最健康。

(3) 指型:以圆锥型和方型手指为最美,若为女性更以前者为美。

(4) 指甲:以正甲为最美;甲弧影呈桡侧、尺侧对称而清晰的半月形,甲下淡红;甲面光滑润泽,可有微显的纵纹;甲质硬而富有弹性。

(5) 在标准姿势时,大鱼际和小鱼际明显隆起丰满,掌心微凹陷。

(6) 手指伸直时,5指应与手掌在同一平面或稍向后翘。

(7) 手的各关节活动度正常,掌纹清晰,呈"个"字形或"川"字形排列。

(8) 皮肤较细腻红润,柔软光滑富有弹性,手背不见或略见皮下静脉。

二、下肢的美学观察

(一) 臀部的美学观察

臀部,上界为髂嵴,下界为臀沟,内侧界为骶骨、尾骨外侧缘,外侧界为髂前上棘与股骨大转子间的连线。无论男女,健美的臀部都是构成人体美的重要因素之一。特别是女性,宽大浑圆而轮廓清晰的美臀,其重要性仅次于高耸丰满而富有弹性的双乳。臀部是显示人体曲线美的重要三围之一,也是构成体型美的重要条件。宽大上翘的臀部显示女性独有的魅力,强健而富于轮廓的臀部也是男性具有阳刚之气的象征。女性从8~9岁骨盆开始迅速增长,此后一直快于男性骨盆的生长,这是为日后孕育胎儿做准备;从8~9岁开始,女性臀部脂肪也迅速增多,胜过男性,甚至持续许多年。

1. 女性臀部分型 根据臀部的形态、体积和皮肤弹性,可将女性臀部分为以下4型(图2-8-45)。

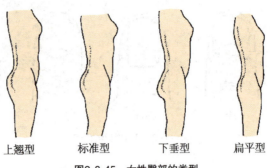

上翘型　　标准型　　下垂型　　扁平型

图2-8-45　女性臀部的类型

（1）上翘型：臀部宽大浑圆、富有弹性，向后微显上翘，于是加大了脊柱的生理弯曲，从人体美学角度看更能显示女性人体的曲线美。

（2）标准型：除不向后上翘以外，其他与上翘型基本相似。

（3）下垂型：臀部含大量脂肪，皮肤松弛，使臀部软组织下垂，下臀较上臀显得臃肿，常见过度肥胖者和年老者。

（4）扁平型：臀部脂肪少，肌肉亦不发达，皮肤松弛，臀围偏小，给人一种身体瘦弱之感，也使形体的曲线美逊色。

2. 臀部脂肪沉积类型　　臀部是人体容易发生脂肪堆积的部位之一。对于女性来说，臀部储有一定的脂肪，会使臀部更加丰满，线条明快，为形体曲线美增辉。但过多的脂肪沉积有损于形体美，并影响行走。由于受种族、民族、遗传、生活环境和风俗习惯等因素的影响，臀部脂肪沉积的部位和多少各不相同。根据部位和臀部形态的不同，常将臀部脂肪沉积分为以下4种类型（图2-8-46）。

（1）臀上型：脂肪主要集中在髂嵴一带，形成腰臀脂肪块，使臀上部显得突出。

（2）臀侧型：脂肪集中于股骨大转子附近皮下，使臀部向两侧突出，俗称"马裤畸形"。

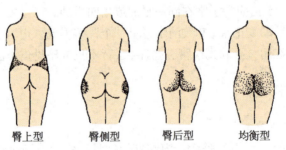

臀上型　　臀侧型　　臀后型　　均衡型

图2-8-46　臀部脂肪沉积的类型

（3）臀后型：脂肪集中于臀裂两侧，使臀后部明显突出。

（4）均衡型：臀部脂肪沉积呈均匀分布。

3. 健美臀部的条件

（1）臀围是显示人体曲线美的三围之一，对女性而言，臀围与胸围越接近则越理想，即：

$$理想的臀围 = \frac{身高（cm）+10}{2}$$

（2）臀部宽大、饱满、圆润，皮肤无松弛，男性的臀肌发达是具有活力的象征之一。

（3）女性臀部为上翘型。

（4）左、右髂嵴等高，左、右臀部形态对称，无脂肪肥厚下垂。

（二）大腿的美学观察

下肢的主要作用是持重和行走，故其形态结构特点必须是粗壮结实。粗壮结实的大腿是人体美的重要组成部分，也是体魄强健、富有活力的象征。表现大腿健美最重要的因素是健壮发达的骨骼肌，尤以大腿前肌群（股四头肌）更为重要。健美大腿的皮肤色泽红润光滑、富有弹性，具有清晰的肌轮廓。女性健美的大腿应该白皙丰满、细腻而富有弹性，男性则以健壮、结实、棱角分明、肌肉显著为美。男性的大腿比女性的粗，而女性大腿的脂肪厚度大于男性，大腿太粗或太细均给人以一种不和谐、不协调的感觉。

（三）膝部的美学观察

膝部最重要的结构是膝关节，是在人体直立时下肢显示形体美的枢纽部位，也是构成人体整体美的重要部位。

1. 腿型　当人体直立时，从正面观察，大腿长轴与小腿长轴在膝关节处形成的角度有所不同而形成不同的腿型。通常分为如下3种腿型。

（1）直型：大腿、膝、小腿肚和足内侧面相接触。

（2）X型：仅大腿和膝的内侧面相接触，而小腿呈"八"字形分开。

（3）O型：仅两足可靠拢，而两膝之间相距最宽（超过1.5 cm）。

2. 健美膝部的条件　①膝部恰位于足底至脐之间的黄金分割点；②腿型为直型；③左、右对称等高；④髌骨轮廓及髌骨沟清晰可见；⑤用力伸膝时，可见隆起的股直肌和股内侧肌、股外侧肌的下端；⑥伸膝、屈膝角度在0°~140°，膝部活动自如；⑦点缀于膝周的纵横曲线自然流畅。

（四）小腿的美学观察

小腿介于膝关节和踝关节之间，即从胫骨粗隆平面到内踝、外踝连线中点的距离是小腿的长度。为适应人体直立、跑、跳、承重，小腿后群浅层肌占绝对优势，特别是小腿三头肌更显突出，不但肌腹强壮有力，而且跟腱粗大坚韧，是显示小腿健康美和曲线美的显著标志，也是划分小腿类型的条件。

1. 小腿分型　根据小腿的外形特征，可分为如下4型（图2-8-47）。

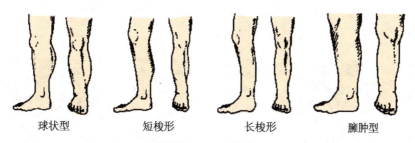

球状型　　短梭形　　长梭形　　臃肿型

图2-8-47　小腿的类型

（1）球状型：肌肉发达，小腿肚明显隆起，形态美观，步履轻快，跑跳功能好，爆发力强。这是最理想的腿型，尤其能显示男性阳刚之气。

（2）短梭型：小腿中、上部肌肉较发达，形态丰满圆润，步履轻快，跑跳功能好。这是女性最理想的腿型，流畅的优美曲线，显示女性柔韧的健康之美。

(3)长梭型:肌肉不发达,小腿肚不明显,跑跳功能较差。
(4)臃肿型:整个小腿呈肥胖、臃肿状,步履缓慢,多为病态。

小腿类型除了与民族、地区和遗传有关外,还与人们的生活习惯和风俗有着密切关系。凡过着牧猎生活或能歌善舞的民族,因每天奔跑跳跃,故小腿肌发达,小腿粗壮。因此,坚持每天跑步或经常跳舞,将会练就一双健美的腿。

2. 健美小腿的基本条件　①左、右小腿协调对称;②男性以球状型或健壮型小腿为佳,女性以短梭型或适中型小腿为佳;③皮肤红润,没有静脉曲张和溃疡。

(五)足的美学观察

足部是踝关节以下的部分。人们对足的呵护由来已久,随着生活水平的不断提高,足部美容已成了日常生活中的重要内容。

1. 足分型　根据足的形态可将足分为以下3型(图2-8-48)。

(1)正常足:足的形态正常,足弓的高度在正常范围内,一般以正常范围的高值为美。

(2)扁平足:足弓高度低于正常范围。

(3)高弓足:足弓高度超过正常范围。

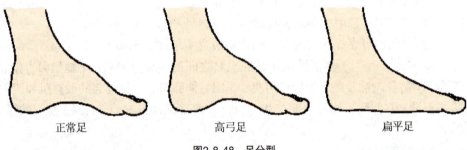

正常足　　　　高弓足　　　　扁平足

图2-8-48　足分型

2. 健壮足的条件

(1)健壮足最重要的应具有正常的足弓,再辅以形态和比例均正常的足趾,无内翻、外翻,且足所处的方位均正常。

(2)足趾以其小巧玲珑而多动且位于足的前端而引人注目,故女性对足趾的修饰和打扮更为精心。

3. 足畸形　足部相对称的外在肌或内在肌如发生不平衡,即可产生畸形,常见的有马蹄内、外翻足和仰趾足,多需手术治疗(图2-8-49)。

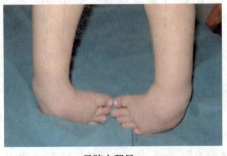
马蹄内翻足

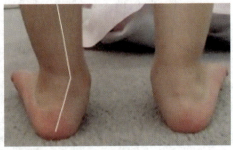
马蹄外翻足

图2-8-49　两种足畸形

复习思考题

一、名词解释
1. 腋窝　　2. 股三角　　3. 足弓

二、填空题
1. 上肢肌中能使肩关节外展的肌是_____。
2. 支配上肢的神经来源于臂丛，共有 5 条分支，分别为_____、_____、_____、_____、_____。
3. 构成膝关节的骨包括_____、_____和_____。

三、选择题
1. 肱骨容易好发骨折的部位是（　　）
   A. 肱骨头　　　　　　　　B. 肱骨解剖颈　　　　　　C. 肱骨外科颈
   D. 肱骨小头　　　　　　　E. 肱骨滑车
2. 以下不属于上肢浅静脉的是（　　）
   A. 头静脉　　　　　　　　B. 贵要静脉　　　　　　　C. 肘正中静脉
   D. 前臂正中静脉　　　　　E. 大隐静脉
3. 肱骨中段骨折合并哪支神经损伤会出现垂腕（　　）
   A. 腋神经　　　　　　　　B. 桡神经　　　　　　　　C. 尺神经
   D. 肌皮神经　　　　　　　E. 正中神经
4. 某患者因摔跤为上肢做保护性支撑，即刻引起肘部严重变形，手呈"爪形手"，其可能伤及（　　）
   A. 腋神经　　　　　　　　B. 桡神经　　　　　　　　C. 尺神经
   D. 肌皮神经　　　　　　　E. 正中神经
5. 什么神经损伤时可出现马蹄内翻足（　　）
   A. 坐骨神经　　　　　　　B. 闭孔神经　　　　　　　C. 腓总神经
   D. 胫神经　　　　　　　　E. 骨神经
6. 人体最复杂的关节是（　　）
   A. 肩关节　　　　　　　　B. 肘关节　　　　　　　　C. 膝关节
   D. 踝关节　　　　　　　　E. 腕关节
7. 全身运动幅度最大、最灵活的关节是（　　）
   A. 腕关节　　　　　　　　B. 踝关节　　　　　　　　C. 肘关节
   D. 膝关节　　　　　　　　E. 肩关节
8. 肩胛骨的关节盂与下列哪个结构构成肩关节（　　）
   A. 锁骨肩峰端　　　　　　B. 肱骨小头　　　　　　　C. 肩胛冈
   D. 肋头　　　　　　　　　E. 肱骨头

9. 伸膝关节主要依靠的肌肉是（　　）
   A. 臀大肌　　　　　　　　B. 股四头肌　　　　　　　　C. 股二头肌
   D. 肱二头肌　　　　　　　E. 缝匠肌
10. 临床肌内注射常选的肌肉是（　　）
    A. 三角肌、肱二头肌　　　　B. 三角肌、肱三头肌
    C. 臀大肌、股四头肌　　　　D. 臀大肌、三角肌
    E. 臀大肌、肱二头肌
11. 股骨上可触及的标志是（　　）
    A. 股骨头　　　　　　　　B. 大转子　　　　　　　　C. 股骨体
    D. 股骨颈　　　　　　　　E. 小转子

四、简答题

简述健美臀部应具备的条件。

（李细霞）

参 考 文 献

［1］邹锦慧．人体形态结构．北京：人民卫生出版社，2013.
［2］王向义．美容局部解剖学．第 2 版．北京：人民卫生出版社，2010.
［3］梅唯奇，桂勤．正常人体学基础．北京：北京大学医学出版社，2010.
［4］杨海旺．美容解剖学基础．北京：人民卫生出版社，2010.
［5］闫天杰，甘功友，雷有杰．解剖学与组织胚胎学基础．第 2 版．武汉：华中科技大学出版社，2014.
［6］徐飞，应志国．美容应用解剖学．第 2 版．北京：科学出版社，2015.
［7］吴波，叶茂盛．解剖学基础．北京：人民卫生出版社，2015.
［8］张书琴．美容整形临床应用解剖学．第 2 版．北京：中国医药科技出版社，2011.
［9］钟世镇，张年甲．美容应用解剖学．南昌：江西高校出版社，1999.
［10］王炜．整形外科学（上册）．杭州：浙江科学技术出版社，1999.
［11］巴林顿·巴伯著．李聪译．艺用人体解剖指南．上海：上海人民美术出版社，2012.
［12］李福耀．医学美容解剖学．北京：人民卫生出版社，1999.
［13］周郦楠，李福耀．美容解剖学．北京：中国科学技术出版社，2006.
［14］蔡玉文．实用医学美容解剖学．沈阳：辽宁大学出版社，2000.
［15］严振国．中医应用美容解剖学．上海：上海科学技术出版社，2005.
［16］柏树令，应大君．系统解剖学．第八版．北京：人民卫生出版社，2015.
［17］刘树伟，李瑞锡．局部解剖学．第八版．北京：人民卫生出版社，2015.
［18］郭志坤，文小军，杨文亮．人体表面解剖学及图谱．郑州：河南科学技术出版社，1999.
［19］文翔，蒋献．女性颈部皮肤生理学特性与年龄、季节相关性研究．临床皮肤科杂志，2011，40（10）：601-605.
［20］阿翁．女性颈纹保养应从 20 岁开始．自我保健，2016，（3）：72-73.
［21］刘国信．别让颈纹成为你的年轮．健康向导，2010，16（5）：56-57.
［22］Richard SS. Clinical Anaomy By Regions. New York: Lippincott Williams & Wilkins, 2008.
［23］Kim E, Cho G, Won NG, et al. Age-related changes in skin biomechanical properties: the neck skin compared with the cheek and forearm skin in Korean females. Skin Res Technol, 2013, 19(3):236-241.

附录一

实训指导

实训一 显微镜的使用和组织切片观察

【实训目的】

1. 学会使用显微镜。
2. 能够用显微镜观察四大组织的结构特点。

【实训准备】

1. 光学显微镜。
2. 上皮组织切片。
3. 结缔组织切片。
4. 肌组织切片。
5. 神经组织切片。

【实训任务】

1. 介绍光学显微镜的结构及功能
（1）显微镜的机械部分。
（2）显微镜的光学部分。
2. 学习使用光学显微镜
①取镜；②对光；③低倍镜的使用；④高倍镜的使用；⑤显微镜使用结束后还原。
3. 各种组织切片镜下结构观察
（1）上皮组织切片：小肠壁（单层柱状上皮）、气管壁（假复层纤毛柱状上皮）、膀胱壁（变移上皮）、皮肤表皮（复层扁平上皮）。
（2）结缔组织切片：致密结缔组织、疏松结缔组织、脂肪组织、血液涂片。
（3）肌组织切片：平滑肌、骨骼肌、心肌。
（4）神经组织切片：神经元。

【思考与练习】

1. 试述上皮组织有哪些类型，主要分布在哪里？
2. 绘制皮肤表皮（复层扁平上皮）和皮下组织（疏松结缔组织）的镜下结构简图。

（廖黔霖）

实训二 运动、呼吸、消化、脉管系统观察与分析

【实训目的】

1. 准确描述运动系统的结构组成和功能。
2. 准确描述呼吸系统的结构组成和功能。
3. 准确描述消化系统的结构组成和功能。
4. 准确描述脉管系统的结构组成和功能。

【实训准备】

1. 运动系统模型与标本。
2. 呼吸系统模型与标本。
3. 消化系统模型与标本。
4. 脉管系统模型与标本。

【实训任务】

1. 学习运动系统的组成和结构特点
（1）骨的分类、构造及成分。
（2）全身骨骼模型与标本观察。
（3）骨骼肌的分类、构造及模型、标本观察。
（4）骨连结（关节）的种类及基本结构。
2. 学习呼吸系统组成及功能
（1）呼吸系统概况以及各器官形态、位置及毗邻关系。
（2）熟悉呼吸系统的功能。
3. 学习消化系统组成及功能
（1）消化系统概况以及各器官形态、位置及毗邻关系。
（2）熟悉消化系统功能。
4. 学习脉管系统组成及功能

（1）心血管系统组成以及心脏的形态、位置和毗邻关系。
（2）比较动脉、静脉血管的不同。
（3）体循环和肺循环的路径。
（4）淋巴循环的路径及淋巴器官观察。
（5）熟悉脉管系统功能。

【思考与练习】

1. 描绘体循环和肺循环的路径。
2. 填图：请标出图中数字的结构名称。
（1）骨骼

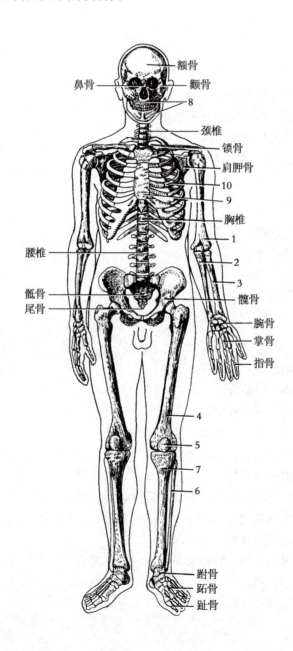

（2）呼吸系统

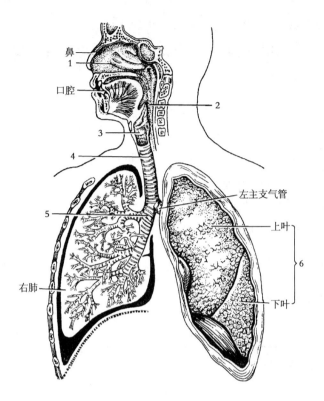

（3）消化系统

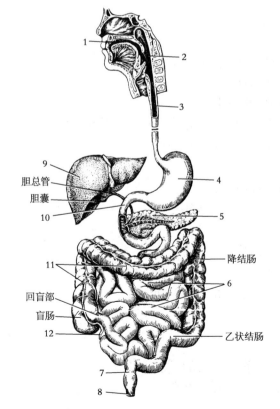

（廖黔霖）

实训三　泌尿、生殖、神经、内分泌系统观察与分析

【实训目的】

1. 准确描述泌尿系统结构组成和功能。
2. 准确描述生殖系统结构组成和功能。
3. 准确描述神经系统结构组成和功能。
4. 准确描述内分泌系统的结构组成和功能。

【实训准备】

1. 泌尿系统模型与标本。
2. 生殖系统模型与标本。
3. 神经系统模型与标本。
4. 内分泌系统模型与标本。

【实训任务】

1. 学习泌尿系统组成及功能
（1）泌尿系统概况以及各器官形态、位置及毗邻关系。
（2）熟悉泌尿系统功能。
2. 学习生殖系统组成及功能
（1）生殖系统概况以及各器官形态、位置及毗邻关系。
（2）比较男性、女性生殖系统的不同。
（3）熟悉生殖系统功能。
3. 学习神经系统组成及功能
（1）神经系统概况及各器官观察。
（2）熟悉神经系统功能。
4. 学习内分泌系统组成及功能
（1）观察各内分泌器官的位置及大体结构。
（2）熟悉各器官分泌激素的种类及功能。

【思考与练习】

1. 在模型上指出泌尿系统、生殖系统、神经系统、内分泌系统的结构组成。
2. 填图：请标出图中数字的结构名称。

（1）泌尿系统

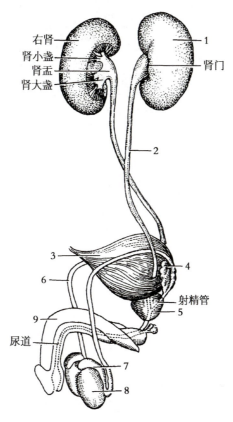

（2）生殖系统（男性生殖系统见以上泌尿系统）

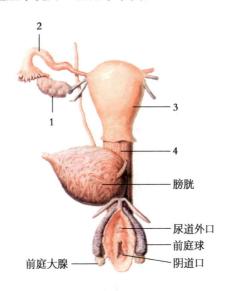

（3）神经系统

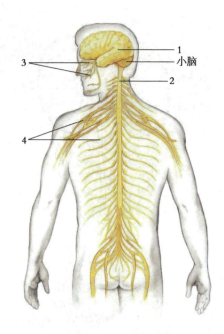

（4）内分泌系统

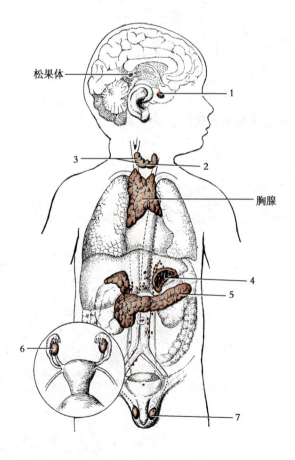

（廖黔霖）

实训四　皮肤的结构及组成特点

【实训目的】

认识正常皮肤及其附属结构。

【实训准备】

1. 皮肤模型。
2. 皮肤标本。
3. 光学显微镜。
4. 皮肤组织切片。

【实训任务】

1. 在模型和标本上辨认表皮的5层结构:角质层、透明层、颗粒层、棘层和基底层,并理解各层结构的特点和功能。概述皮肤各层结构与美容的关系。
2. 在模型和标本上辨认真皮结构(乳头层和网状层),并理解各层结构的特点和功能,认识胶原纤维和弹性纤维与皮肤衰老的关系。
3. 在模型和标本上辨认皮下组织及其结构特点和功能。
4. 认识皮肤附属物:毛、皮脂腺、汗腺和指(趾)甲,了解皮脂腺的结构功能与美容的关系。
5. 用显微镜观察手指皮或面部皮肤切片,先低倍镜后转换高倍镜观察,辩认皮肤的各层结构和特点。

【思考与练习】

1. 简述皮肤各层结构与美容的关系。
2. 填图:请标出图中数字的结构名称。

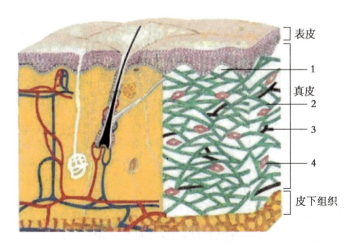

（乔　梅）

实训五 皮肤的类型与异常皮肤

【实训目的】

1. 学会使用皮肤检测仪观察及测试皮肤，鉴别皮肤的类型、皮肤纹理、附属物和残留物。
2. 通过视频了解常见的异常皮肤及发病机制。

【实训准备】

1. 皮肤检测仪。
2. 面纸巾。
3. 皮肤的类型与异常皮肤视频及图片。

【实训任务】

1. 学习皮肤检测仪的使用方法，检测皮肤的类型、皮肤纹理、附属物和残留物。
2. 会用最简单的观察辨别法或纸巾测试法鉴定皮肤的3种类型：中性皮肤、干性皮肤、油性皮肤。
3. 观看视频和图片，了解常见的异常皮肤及发病机制，能初步区分皮肤的斑、过敏和痤疮等问题形成的原因。

【思考与练习】

1. 试述使用皮肤检测仪检测皮肤类型的方法、步骤及注意事项。
2. 简述问题皮肤与皮肤结构的关系。
3. 运用组织学知识解释异常皮肤问题的发病机制。

（乔 梅）

实训六 头面部解剖结构

【实训目的】

1. 认识头面部（颅脑部和面部）骨的组成和分区。
2. 认识面部表情肌的分布和走向。
3. 认识头面部重要浅表血管、淋巴和神经的走向及分布。

【实训准备】

1. 颅骨标本及模型
2. 头面部标本及模型（示头面部皮肤、表情肌、血管、淋巴和神经）。

【实训任务】

1. 观察颅骨（脑颅和面颅）的组成和形态特点，能在模型表面辨认以下结构。
（1）脑颅：额骨、顶骨、枕骨、蝶骨、颞骨、筛骨。
（2）面颅：上颌骨、鼻骨、泪骨、颧骨、下鼻甲、腭骨、犁骨、下颌骨、舌骨。
2. 在模型或标本上区分颅脑部和面部的分区。
（1）颅脑部分区：额顶枕区、颞区。
（2）面部分区：颊区、腮腺咬肌区、眶下区、颧区、耳区、颏区、唇区、鼻区、眶区、颞区、额区。
3. 在模型或标本上辨认颅顶肌、外耳肌、眼周围肌、鼻肌、口周围肌及咬肌。
4. 在模型或标本上辨认面部重要浅表血管、淋巴和神经的走向与分布；指出面部危险三角区的位置和结构特点（鼻根部至两侧口角的三角形区域）。

【思考与练习】

1. 绘图：面部分为 11 个区。
2. 在自己脸部找到危险三角区的位置。
3. 在图上标出：额骨、顶骨、枕骨、上颌骨、下颌骨、颧骨、乳突、下颌角。

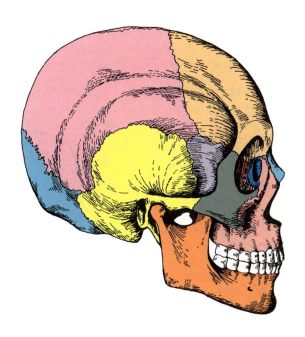

（李檐杰）

实训七 面部解剖结构

【实训目的】

1. 学习面部容貌器官的浅表解剖结构及特征。
2. 掌握面部常见皱纹的位置。
3. 学会头指数的测量方法。
4. 学会面指数的测量方法。
5. 了解眼间距的测量及三庭五眼的分区。

【实训准备】

1. 面部容貌器官模型和标本。
2. 面部皱纹图片。
3. 弯脚规和标尺。

【实训任务】

1. 面部容貌器官的浅表解剖结构及特征：眉、眼、鼻、唇、耳、颊、颏。
2. 常见皱纹的位置观察：额纹、川字纹、鼻背纹、鱼尾纹、眼睑纹、木偶纹、法令纹、口周纹。
3. 测量头指数：头指数 = $\dfrac{头最大宽度}{头最大长度} \times 100$

头最大宽度和头最大长度测量方法见下图。

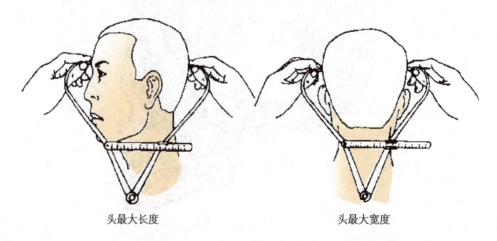

头最大长度　　　　　　　　头最大宽度

头型分类	头指数	常见人群
长头型	70.1~75.9	白种人
中头型	76.0~80.9	黄种人
圆头型	81.0~85.4	黄种人、黑种人
特圆头型	85.5~90.9	黄种人、黑种人

4.面指数的测量:形态面指数 = $\dfrac{形态面高}{面宽} \times 100$

形态面高是鼻根至颏下的距离,面宽是左、右颧点之间的距离,具体测量方法如下图。

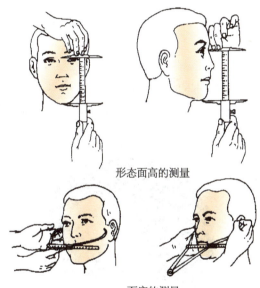

形态面高的测量

面宽的测量

面型	形态面指数	面型	形态面指数
超阔面型	< 78.9	狭面型	88.0~92.9
阔面型	79.0~83.9	超狭面型	> 93.0
中面型	84.0~87.9		

5.眼间距的测量及三庭五眼的分区

(1)眼间距:为两眦之间距离,正常为 30~60 mm。

(2)三庭五眼:见下图。

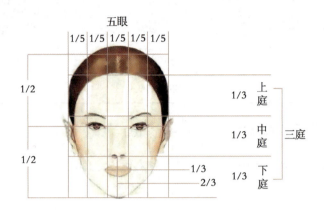

【思考与练习】

1. 两两分组测量头最大宽度和头最大长度并计算头指数,记录属于哪种头型。
2. 两两分组测量形态面高和面宽并计算面指数,记录属于哪种面型。
3. 填图:在图中标出各种皱纹的名称。

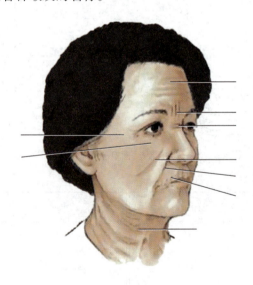

(李檐杰)

实训八　颈肩部解剖结构

【实训目的】

1. 认识颈肩部器官的结构、形态位置及毗邻关系。
2. 熟悉颈肩部体表重要骨性标志和肌性标志,并能在身体相应部位指出这些标志。
3. 熟悉颈肩部主要血管、淋巴和神经走向。
4. 认识颈肩部的美学标准。

【实训准备】

1. 颈肩部的标本和模型。
2. 咽、喉的标本和模型。

【实训任务】

1. 在模型和标本上辨认颈肩部的主要器官:咽、喉、甲状腺、胸锁乳突肌、颈阔肌,并能说出其主要功能。
2. 在模型和标本上辨认以下体表标志:第 7 颈椎、胸锁乳突肌、喉结、锁骨上窝、肩峰等。说出各结构与颈肩部美学之间的关系。
3. 了解颈肩部主要肌肉:胸锁乳突肌、斜方肌、颈阔肌、三角肌的位置、走向及功能,说出其对颈肩部美学的影响。
4. 在模型和标本上辨认主要的浅层血管、浅层淋巴结,以及神经的位置和走向,了解其对颈肩部正常功能的影响。

【思考与练习】

1. 简述颈部结构与美容之间的关系。
2. 请参照模型和标本画出颈肩部浅部肌肉解剖情况,并在图中标出胸锁乳突肌、颈阔肌、斜方肌、三角肌。

（吕秉华）

实训九 胸壁浅表结构、体表标志及胸腔脏器形态位置观察

【实训目的】

1. 熟悉胸部的表面解剖结构、重要体表标志及美容技术中的注意事项。
2. 熟悉女性乳房的结构特点、美学观察及常见的异常乳房。
3. 认识胸腔器官的形态、位置及体表投影。

【实训准备】

1. 人体骨架标本和模型。
2. 人体骨骼肌标本和模型。
3. 人体胸壁标本和模型。
4. 胸大肌标本和模型。
5. 乳房标本和模型。
6. 心脏标本和模型。
7. 肺标本和模型。
8. 气管标本和模型。

【实训任务】

1. 观察正常胸廓的组成和形态特点
（1）在人体骨架标本上观察胸廓由 1 块胸骨、12 对肋、12 块胸椎组成。
（2）观察正常胸廓的形态特点，注意左右径和前后径的比例。
2. 观察胸骨、肋、胸椎、锁骨各骨及体表标志
（1）在人体骨架模型和标本上辨认胸骨、肋、胸椎、锁骨的主要形态。
（2）注意观察第 1~7 对肋借助肋软骨连于胸骨，为真肋；第 8~10 对肋前端借助肋软骨依次附于上一肋软骨的下缘并间接和胸骨相连，为假肋；第 11~12 对肋骨前端游离，为浮肋。
（3）观察胸骨分为胸骨柄、胸骨体、剑突 3 个部分；触摸颈静脉切迹、胸骨角、剑突、肋、肋间隙、肋弓、胸骨下角、锁骨下窝。在活体上找到相应部位并触及。
3. 观察胸壁的浅表结构
（1）在人体胸壁标本上观察皮肤、浅筋膜、乳房，注意乳房的位置及周围淋巴结。
（2）在乳房模型上观察乳房的形态、结构，注意乳头、乳晕、乳腺、脂肪、输乳管的排列。
4. 观察胸大肌，在人体标本和模型上观察胸大肌的位置、形态。
5. 观察胸腔脏器，在人体标本和模型上观察心、肺、气管的形态和位置，以及体表投影。

【思考与练习】

1. 绘图:绘制胸骨形态、乳房形态及结构图。
2. 在自己身上找到胸部的体表标志。
3. 观看课后微课视频:女性乳房的美学观察及异常乳房。

（丘灵芝）

实训十　腹壁浅表结构、骨盆及体表标志观察

【实训目的】

1. 了解腹部的表面解剖结构、重要体表标志及美容技术中的注意事项。
2. 熟悉骨盆及重要体表标志。
3. 了解腹部的分型及美学观察。

【实训准备】

1. 人体肌肉标本及模型。
2. 人体腹壁标本及模型。
3. 人体骨架标本及模型。
4. 男性和女性骨盆标本及模型。
5. 皮尺。

【实训任务】

1. 观察腹部

（1）在人体上观察腹部的范围和腹部皮肤特点。

（2）在人体肌肉标本、人体腹壁标本模型上找出以下腹部结构及肌性标志:腹上窝、脐、腹前正中线、腹股沟和腹股沟管、腹外斜肌、腹内斜肌、腹直肌、腹横肌、腹直肌鞘、白线、腹股沟三角,注意观察其位置及形态特点。

2. 观察骨盆及体表标志

（1）在人体骨架标本上观察骨盆的位置、组成、形态;比较男性和女性骨盆标本及模型,注意男性与女性骨盆的差异;指出界线,区分大骨盆与小骨盆,指出骨盆腔的范围。

（2）在人体骨盆标本及模型上观察以下骨性标志:髂嵴、髂前上棘、髂后上棘、坐骨结节、耻骨联合,在活体上找到这些标志并触及。

3. 观察腹型、测量腹围

（1）示教5种腹型:舟状腹、扁平腹、蛙状腹、悬垂腹、蛛形腹。

（2）测量腹围：经髂嵴点和脐水平绕腹一周，正确读取测量值。
（3）观察健美腹部。

【思考与练习】

1. 绘图：绘出腹部的分型图。
2. 在自己身上指出腹壁和骨盆的体表标志。
3. 观看课后微课视频：女性腹部的美学观察。

（丘灵芝）

实训十一　腹部分区、腹腔及盆腔脏器的观察

【实训目的】

1. 熟悉腹部的分区。
2. 了解腹腔和盆腔器官的形态、位置及体表投影。

【实训准备】

1. 消化系统（胃、小肠、盲肠、阑尾、肝、胆囊）标本及模型。
2. 泌尿系统（膀胱）标本及模型。
3. 女性生殖系统（卵巢、输卵管、子宫、阴道、会阴部）标本及模型。
4. 男性和女性盆腔正中矢状切面模型。

【实训任务】

1. 腹部分区：在腹部模型上划线和分区，并在活体上确认。
（1）九分区法：通过两条横线和两条竖线将腹部划分为9个区。两条横线分别为通过两侧肋弓下缘最低点的连线、通过两侧髂结节的连线；两条竖线分别为经过两侧腹股沟韧带的中点所作垂直线。上述4条线把腹部分成为9个区，分别为腹上区和左、右季肋区，脐区和左、右腹外侧区，耻区和左、右腹股沟区（左、右髂区）。
（2）四分区法：通过脐分别作横线和垂直线，将腹部分为左上腹、右上腹、左下腹、右下腹4个区。
2. 在消化系统整体标本和模型上观察胃、小肠、盲肠、阑尾、肝、胆囊的形态结构、位置及毗邻关系，并在活体上指出对应的体表位置，指出麦氏点。
3. 在生殖系统整体标本和模型上观察卵巢、输卵管、子宫、阴道的形态结构、位置及

毗邻关系，并在活体上指出对应的体表位置。

4. 在泌尿、生殖系统整体标本和模型上观察膀胱的形态结构、位置及毗邻关系。注意男性、女性膀胱的毗邻有差异；在活体上指出膀胱对应的体表位置；注意膀胱的形态、位置随尿液的充盈程度不同而发生变化。

5. 在会阴部标本及模型上指出狭义会阴和广义会阴的范围和特点，注意广义会阴的前、后三角区有什么结构通过。

【思考与练习】

1. 绘图
（1）绘出腹部的两种分区图。
（2）绘出狭义会阴和广义会阴的范围。
2. 在自己身上指出腹脏和盆腔器官的位置及体表投影。

（丘灵芝）

实训十二　背腰部解剖结构

【实训目的】

1. 认识正常背腰部的区域及主要结构。
2. 认识背腰部的骨性标志及各骨的形态结构。
3. 在活体上指出背腰部重要肌的位置及肌性标志。
4. 熟悉背腰部的审美标准。

【实训准备】

1. 完整人体背腰部模型和标本。
2. 背腰部各骨模型与标本（椎骨、骶骨、尾骨、脊柱、椎间盘、肩胛骨）。
3. 背腰部各肌的模型与标本。
4. 背腰部内脏器官模型与标本。

【实训任务】

1. 观察正常人体背腰部模型和标本，在活体上辨认背腰部的范围区域，掌握背腰部的骨性标志及主要肌的形态特点。
2. 观察椎骨、脊柱、肩胛骨等骨模型，说出背腰部的骨性标志及形态特点。

3. 通过观察背腰部肌肉，在活体上指出其相应位置。
4. 观察背腰部内脏器官模型与标本，在活体上指出其范围。

【思考与练习】

1. 绘制背腰部浅层主要肌肉，并依次标注其名称。
2. 叙述如何正确锻炼背部肌肉，彰显背腰部曲线美。

（谭 亮）

实训十三　上肢解剖结构

【实训目的】

1. 熟悉人体上肢的骨骼构成。
2. 认识人体上肢的骨骼肌构成。
3. 能在活体触摸并找到上肢重要的体表骨性标志和肌性标志。
4. 在人体标本上找到支配上肢的重要血管和神经。

【实训准备】

1. 人体上肢骨骼模型与标本。
2. 人体上肢骨骼肌模型与标本。
3. 人体上肢血管、神经铸型标本。

【实训任务】

1. 辨认上肢骨的构成及骨连结
（1）自由上肢骨包括肱骨、尺骨、桡骨和手骨。
（2）上肢骨的连结包括肩关节、肘关节、腕关节、掌指关节、指关节。
2. 认识上肢的体表标志：肱骨大结节，肱骨内、外侧髁，尺骨鹰嘴，尺骨茎突及手骨名称。
3. 观察人体肌肉的模型和标本，知道肱二头肌、肱三头肌、三角肌的位置，对前臂肌群和手部肌群作适当了解。
4. 能在人体标本上找到上肢重要的血管和神经
（1）血管：腋动脉、肱动脉、尺动脉、桡动脉、头静脉、贵要静脉、肘正中静脉、手背静脉网。

（2）神经：桡神经、尺神经、正中神经、肌皮神经和腋神经。

【思考与练习】

1. 简述上肢结构与美容的关系。
2. 填图：请在图上标注三角肌、肱二头肌、肱三头肌。

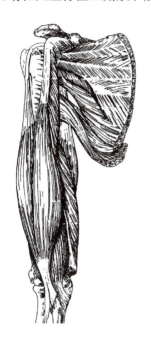 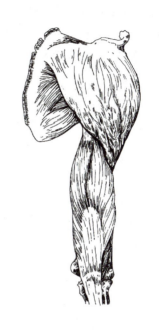

（李细霞）

实训十四　下肢解剖结构

【实训目的】

1. 熟悉人体下肢的骨骼构成。
2. 认识人体下肢的骨骼肌构成。
3. 在活体触摸下肢重要的体表骨性标志和肌性标志。
4. 在人体标本上找到支配下肢的重要的血管和神经。

【实训准备】

1. 人体下肢骨骼模型与标本。
2. 人体下肢骨骼肌模型与标本。

3. 人体下肢血管、神经铸型标本。

【实训任务】

1. 观察下肢骨的构成及骨连结

（1）下肢骨包括髋骨、股骨、髌骨、胫骨、腓骨和足骨。

（2）下肢骨的连结包括髋关节、膝关节、踝关节。

2. 观察下肢的体表标志：髂前上棘、髂棘、髂后上棘、大转子、髌骨、内踝和外踝。

3. 观察人体肌肉的模型和标本，知道臀大肌、股四头肌和小腿三头肌的位置。

4. 在标本上观察重要的血管和神经的走向

（1）血管：股动脉、腘动脉、胫前动脉、胫后动脉、足背动脉、大隐静脉、小隐静脉。

（2）神经：坐骨神经、腓总神经和胫神经。

【思考与练习】

1. 简述下肢结构与美容的关系。

2. 填图：请在图上标注臀大肌、股四头肌（股直肌、股外侧肌、股内侧肌）、大隐静脉、股动脉、坐骨神经。

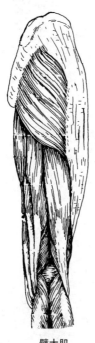

臀大肌

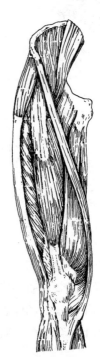

股四头肌

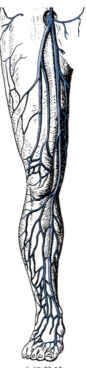
大隐静脉

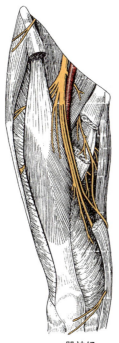
股神经

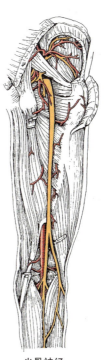
坐骨神经

(李细霞)

附录二

课程标准

一、课程名称

美容应用解剖

二、适用专业及面向岗位

适用于高职医学美容技术专业，以及中职美容美体专业、中医康复保健专业，面向美容导师、美容顾问、美容师、技术主管等岗位。

三、课程性质

本课程是医学美容技术专业的一门专业基础课程，课程内容主要与美容技术岗位、营销岗位的典型工作任务对接，其任务是培养学生具备岗位工作任务所必须的正常人体解剖学基础知识，熟悉正常人体的基本组成与结构，能够运用所学的正常人体解剖学知识指导美容美体技术操作、美容皮肤护理方案制定、美容保健咨询等典型工作任务。

四、课程设计

（一）设计思路

本课程基于岗位典型工作任务的能力要求来确定课程目标，以必须、够用、实用为原则，将学科的系统性知识进行重组，变知识本位为能力本位。课程内容融入职业资格认证考核内容及岗位能力考核评价标准，采用教、学、做为一体的教学方式，培养学生具备运用正常人体解剖学基础知识指导美容实践的能力。

（二）内容组织

课程内容由人体结构及功能概述、四肢大体结构、头颈部大体结构等 8 个单元组成，每一单元下又分为若干个学习任务，任务内容与真实工作内容对接，学生学以致用，从而有效提高其学习主动性。

五、课程教学目标

（一）认知目标

1. 了解正常人体九大系统的组成及生理功能。
2. 熟悉与美容相关的正常人体结构和功能知识、皮肤美容基础知识。
3. 熟悉正常人体体表标志。
4. 熟悉体表各部位神经、血管的行程分布，内脏的体表定位。

（二）能力目标

1. 能针对美容美体项目具体的手法操作给出科学的指导。
2. 能够客观认识正常人体的结构与功能，为不同需求的顾客提供具体的运动养生保健指导。
3. 能够根据正常人体的体表标志为常用经络穴位准确定位。
4. 能够根据人体结构美学标准，为美容顾客提供审美建议与指导。

（三）情感目标

1. 了解医学人体结构美，培养正确的审美素质。
2. 了解人体美学标准，具备健康的体魄及良好的职业形象。
3. 具备良好的生活方式，具有健康的心理素质。

六、参考学时与学分

二年制 54 学时，3 学分；三年制 90 学时，5 学分。

七、课程结构

序号	学习单元	对接典型工作任务	知识、技能、态度要求	教学活动设计	学时
1	人体结构及功能概述	概述人体各系统的组成	1. 概述人体各系统的组成。 2. 认识骨的形态、分类、构造。 3. 了解关节的组成、基本结构、辅助结构和运动形式。 4. 了解肌肉的组成、分类、构造及辅助结构。 5. 熟悉皮肤结构。	1. 采用基于企业真实工作任务的案例教学法 2. 讲授结合小组讨论 3. 任务训练：将理论知识应用于手部护理、腿部护理，描述四肢形态结构 4. 案例教学：头颈部大体结构、美学标准 5. 总结、归纳	8/16
		了解人体各系统的主要功能	1. 概述内脏的形态位置、毗邻关系及主要功能。 2. 了解关节、肌肉的主要功能。 3. 概述人体各系统的主要功能。 4. 熟悉皮肤主要功能、皮肤类型和皮肤老化的因素。		
2	四肢大体结构	了解四肢的形态组成	1. 说出上、下肢的大体形态及分区。 2. 描述上、下肢骨的组成。 3. 概述上、下肢浅表肌。 4. 概述四肢浅表血管及走行。 5. 说出四肢各部位的名称。		8/16
		熟悉四肢结构及体表标志	1. 了解上、下肢的神经及走行。 2. 熟悉上、下肢体表标志、腋窝淋巴结群及引流途径。 3. 美容美体技术操作中，常用于四肢取穴定位的体表标志及名称。		
	头颈部大体结构	熟悉头面部的组成	1. 说出五官各部位的名称。 2. 熟记颅骨的组成及骨性标志。 3. 辨识头面部浅表肌。 4. 认知颈部浅表肌。		
3	头颈部大体结构	掌握头颈部神经、血管分布	1. 表述头面部浅表血管及走行，淋巴结及引流途径。 2. 表述头面部的神经及走行。 3. 表述颈部浅表血管及走行，淋巴结及引流途径。 4. 认知颈部的神经及走行。 4. 认知颈部的器官及体表投影。	1. 基于真实工作任务的问题导入法 2. 结合护理项目的分组讨论 3. 结合护理项目如乳腺疏通、肠胃保养、腰背部保养等的图解讲授 4. 总结、归纳	12/16
4	躯干大体结构	了解躯干各部位组成	1. 说出胸背部各部位的名称。 2. 熟悉乳房的大体结构。 3. 认知胸廓和脊柱的组成、脊柱的连接。 4. 了解胸背部、腹部的浅表肌肉。 5. 熟悉椎骨的一般形态及各椎骨的形态特征。		20/32
		熟悉躯干体表标志及分区	1. 认知胸腔重要脏器的形态、位置、功能及体表投影。 2. 说出胸腹部的标志线及分区。 3. 认知腹腔重要脏器的形态、位置、功能及体表投影。 4. 熟悉椎骨的体表标志。		
5	女性盆腔及会阴形态结构	熟悉盆腔结构	1. 说出女性盆腔及会阴的大体形态及分区。 2. 认知女性盆腔重要器官的形态、位置、功能及体表投影。 3. 概述女性的外生殖器及会阴。 4. 认知女性骨盆的体表标志。	1. 案例教学 2. 问题导入 3. 讨论、小结	4/6
机　动					2/4
合　计					54/90

八、资源开发与利用

（一）教材编写与使用

本课程的总体设计是以美容技术岗位真实工作任务为载体，依据美容美体各项目的能力要求，将人体九大系统解剖形态学知识进行整合，突出岗位能力培养。因此，教材编写体现以下原则。

1. 彻底打破传统的学科系统性，以"工学结合"为原则，教学内容必须与美容美体服务项目及流程对应为依据进行内容整合。

2. 突出实用、够用原则，必须具备岗位培养特色，理论以够用为度，重点放在正常人体大体结构及皮肤组织的认识，对各系统、器官组织的详细描述不作重点，减少不用或少用的内容。

3. 体现以学生为中心的原则，编排内容图文并茂，文字描述简明、重点突出，方便自学，每一单元有学习目标，课后有练习题。

4. 在自编讲义的基础上，注重校本教材的开发和应用。编写的《美容应用解剖》教材，体例有较大的突破和创新，图示清晰、醒目，文字简明。

（二）数字化资源开发与利用

充分利用校企资源平台，通过互联网教育平台建设，上传课件、视频、微课、知识链接、案例分析、习题等供学生复习、自学，形成丰富的课外教学互动资源。

积极开发和利用网络课程资源，建立课程在线考核评价系统，实现网上考核评价。

（三）企业岗位培养资源的开发与利用

开发新技术新项目，以真实案例为载体，开发项目培训课程，建立职业资格考核与项目培训相融合的岗位培养体系。

九、教学建议

理论教学要求有现代化教学工具。主讲教师应具有丰富的教学经验，熟悉岗位工作任务及能力要求，积极推行工学结合，项目化教学，充分利用校企教育资源，加强与企业导师的合作与交流，使教学内容与实际工作任务紧密对接，学生学以致用。注重"教"与"学"的互动。

十、课程实施条件

由熟悉美容专业就业岗位及能力要求、具有医学基础课职业教育经验的教师授课,充分利用学校解剖实训室的标教学本、模型、视频、图片资料资源等。注重教学内容与实际应用紧密对接,企业导师协助收集真实案例作为教辅资料,增加课堂教学的趣味性。

十一、教学评价

1.本课程的评价主要为结果考核及过程考核,考核形式采取笔试、面试、学习过程考核等。

2.改革传统的学生成绩以理论考核为主、平时或实训操作为辅的评价方法,采用一课一评、过程性评价与能力评价相结合,理论与实践相结合的形式,总评成绩以过程考核和操作能力考核为主(占总成绩60%以上)。

(廖黔霖)

美容应用解剖课程内容结构

能够运用医学基础知识指导美容保健实践的专业能力

人体结构组成及功能概述

1. 了解人体结构常用术语
2. 说出人体各大系统的组成及主要功能
3. 说出人体器官的组成及毗邻关系
4. 说出皮肤的组成、类型及主要功能

了解正常人体组成、功能、等美医学基础相关知识

1. 了解人体结构常用术语
2. 熟悉正常人体组成及分部概况
3. 了解变异、异常和畸形的概念
4. 熟悉皮肤结构及功能

四肢大体结构

1. 说出上肢与保健按摩有关的肌肉、骨性标志的名称
2. 说出下肢与美容保健按摩有关的肌肉、骨性标志

1. 了解四肢大体形态及分区
2. 了解四肢骨、浅表肌的组成及位置
3. 熟悉四肢的血管、神经行走途径及淋巴引流途径
4. 掌握四肢的体表标志

头颈部大体结构

1. 能够运用头颈部浅表肌的组成、淋巴及血管走向等解剖知识指导面部美容护理操作
2. 运用头颈部解剖标志准确取穴

1. 了解头颈部大体形态及分区
2. 了解头颈部浅表肌的组成及位置
3. 熟悉头颈部血管、神经行走途径及淋巴引流途径
4. 掌握头颈部的体表标志

躯干大体结构

1. 运用乳腺结构知识指导乳腺保健按摩操作
2. 运用躯干大体结构知识指导美容保健操作实践
3. 描述内脏的体表投影

1. 了解躯干大体形态及分区
2. 熟悉躯干骨、浅表肌的组成及位置
3. 掌握乳房的大体及微细结构
4. 掌握内脏的位置及体表投影

女性盆腔及会阴大体结构

1. 描述女性内生殖器的结构、位置及体表投影
2. 能够运用解剖知识指导美容保健操作

1. 了解女性盆腔大体形态
2. 熟悉骨盆的组成
3. 掌握卵巢、子宫的位置及体表投影

图书在版编目(CIP)数据

美容应用解剖/乔梅主编. —上海:复旦大学出版社,2019.4(2024.8 重印)
全国现代学徒制医学美容技术专业"十三五"规划教材
ISBN 978-7-309-14180-1

Ⅰ.①美... Ⅱ.①乔... Ⅲ.①美容术-人体解剖学-职业教育-教材 Ⅳ.①R622

中国版本图书馆 CIP 数据核字(2019)第 036134 号

美容应用解剖
乔 梅 主编
责任编辑/宫建平

复旦大学出版社有限公司出版发行
上海市国权路 579 号 邮编:200433
网址:fupnet@fudanpress.com http://www.fudanpress.com
门市零售:86-21-65102580 团体订购:86-21-65104505
出版部电话:86-21-65642845
上海四维数字图文有限公司

开本 787 毫米×1092 毫米 1/16 印张 15.25 字数 381 千字
2024 年 8 月第 1 版第 8 次印刷

ISBN 978-7-309-14180-1/R·1728
定价:59.00 元

如有印装质量问题,请向复旦大学出版社有限公司出版部调换。
版权所有 侵权必究

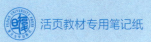

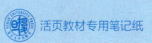

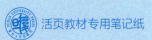

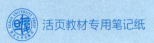

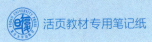